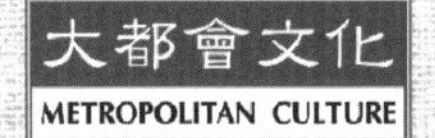
大都會文化
METROPOLITAN CULTURE

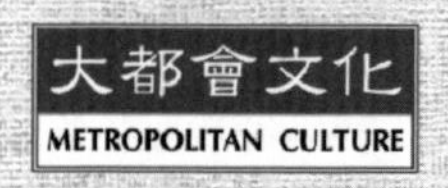
大都會文化
METROPOLITAN CULTURE

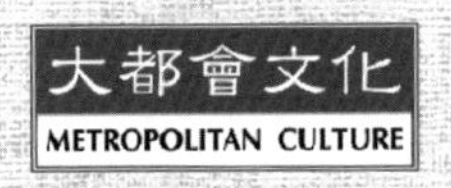
大都會文化
METROPOLITAN CULTURE

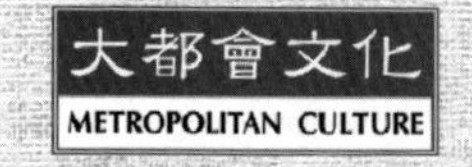
大都會文化
METROPOLITAN CULTURE

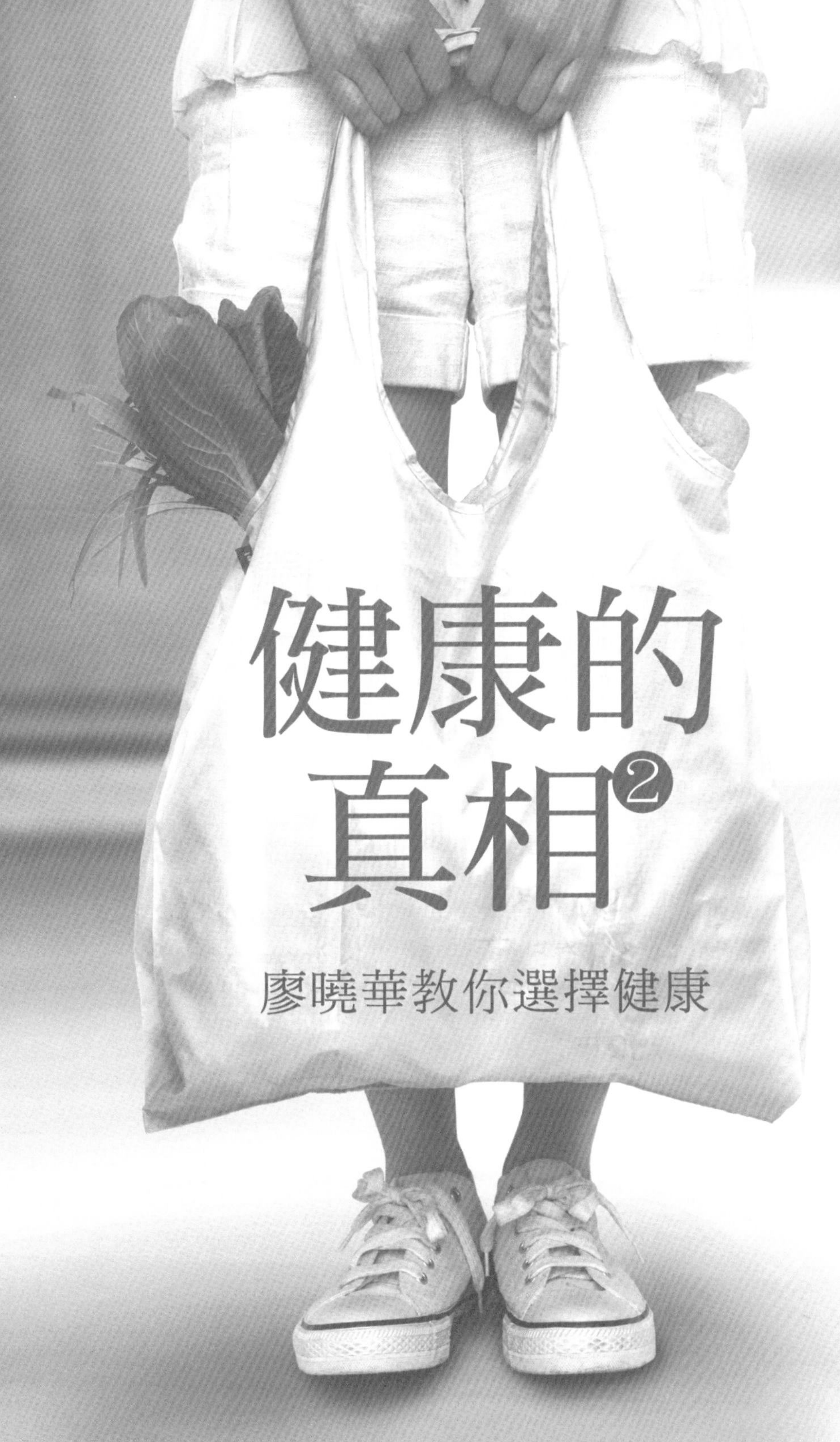

本書所陳述之個案，皆為作者多年來經手之案例，為尊重當事人故未載以本名。本書內個案之記述，由於各人體質與生活習慣之殊異，僅供讀者參考；若您有相關的問題，應及時向您的專業醫師、營養師與藥師洽詢，才能為您的健康做好最佳把關。

引言

本書的意義在於「教育」，對人們選擇健康生活作友好的提示和啟發，同時在於開闊你對自己生命和健康的眼界。在書中的真實故事裡，每個人都有不同的具體情況，不能直接作為你診斷自己身體疾病的參照或替代你的醫療程序。

營養療法是對傳統臨床醫學的最佳配合，甚至有時是必要的配合，但不是要取代它。認真找到一個最適合於你個人的健康道路，這是你應有的最佳收穫！

前言

如果人們能看到每一面牆上都可能有一扇窗，那人生的疆界就能延伸到更廣闊的空間……

本書是從我的幾本工作日誌中摘抄出來重新編輯而成，裡面談到的人，是我自己正式涉足營養健康教育領域的十一年中，所接觸到眾多人中的極小部分，但我有一種迫切的渴望，想把他們的故事分享給我以往的讀者、聽眾，也希望能獻給更多的新讀者和新聽眾。

這些年來，與其說我幫助很多人改善了健康，不如說是那麼多人慷慨地讓我進入了他們的生活，而他們的人生哲學給予我極大的啟示，讓我有更大的熱情和信心幫助更多我能幫助的人……

是的，這是我獻給讀者的一本與眾不同的書。在市面上，幾乎所有談健康養生的書都是具體而微地教大家如何吃、如何做，說得越具體、越實用，就越受歡迎；毋庸置疑，大多這類型的書給了人們不同的、很好的指點，但這些年的經歷，讓我注意到一個大家可能沒有觸及，但一定會更感興趣的問題；而對於健康，這恐怕是一個更廣泛、更關鍵的問題。

在健康和營養的園地中耕作了十一年，正當我想在耕耘過的土地播種，把健康和營養的知識種子撒進這塊土壤，讓有興趣的人和我一起走進生命的微觀世界裡去解讀我們在宏觀世界中難以想像的細胞活動時，我身邊的故事卻又把我的思維猛地拉回了人的世界。

或許還有比在這塊土壤裡撒播知識種子更重要的事？為什麼這些年在看到很多科學奇蹟

的同時，也看到了那麼多讓人感到不可思議的悲劇？到底是什麼阻止了人們獲得他們可能得到的最大健康？原因似乎並不是我最初所想的「只是基於簡單的知識的匱乏」。

聯合國衛生組織提出「**不要讓人們死於無知**」，人們對健康和營養無知的最根本原因何在？是不是單純用傳播健康知識和營養教育的簡單方法就能解決問題？翻開工作日誌，一個又一個活生生的人又浮現在我的腦海裡，他們的經歷、他們的話語一一聯繫起來……我像在做拼圖，又像在解方程式，看到這個多維空間的各種點陣和最後的曲線，然後慢慢開始看到整個畫面：

人們每天匆匆忙忙，重要的目的之一就是創造財富。然而，可能沒有幾個人清晰地想到，其實**健康正是屬於每一個人最大和最珍貴的財富！**在現實中，健康的確是人們要選擇的財富，會有人不選擇健康嗎？請讀者自己去發現這個答案。說到底，選擇健康表現了一個人對生命的熱愛！

對生命的熱愛意味著當你的身體年輕健康的時候，你就注意保持健康，對生命的熱愛意味著當身體給你一些危險信號時，不是緊張，而是警覺，並找到最好的修補方法，對生命的熱愛還意味著當不幸罹患那些不是現代生命科學所能順利解決的疑難雜症時，能以樂觀的態

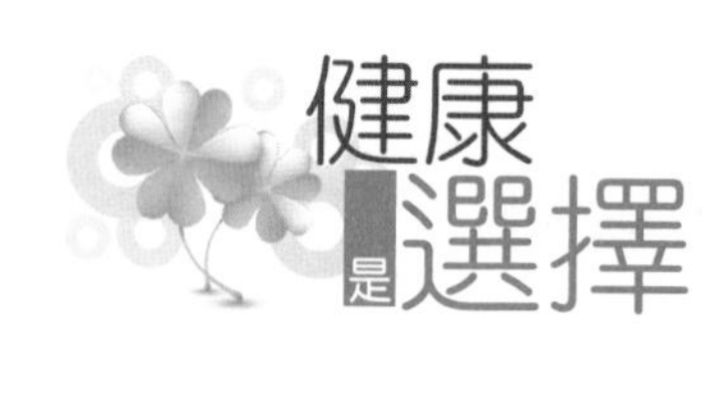

度去做最大的努力，至少要讓生命在自然和最少痛苦中延長，最後能平靜逝去……

我筆記中摘抄下來的這很小一部分，包括了不同國家和民族的人，跨越了從二十七歲到九十二歲的年齡階層。如果說世界上大多數的社會在某種意義上都帶有金字塔的成分（只是金字的斜率和最終形狀各不相同），作為一個營養健康科普教育的老師，我從下層看到了上層；但在這本書有限的篇幅中，我更想帶給讀者的故事，大都是來自社會人數最多的中層、中年人，在健康問題上這樣更有代表性，讀者也許更感興趣，也更有意義。

不管從那個角度來看，有一點是毫無疑問的：最終能獲得最大程度健康的人，他們的幸運在於態度、思維、眼光和知識；而沒能得到這種幸運的，問題似乎恰恰是出在前三點上，至於原因，真是各式各樣。

健康和人生是不可分割的。因此，談這些人的健康態度必然要談到他們的人生。這本書裡的所有故事都是真實的，故事的主人公有的是我自己指導過的病人，有的是因工作或私人原因而與之交談的第三者，從二十七歲的青年到九十二歲的老人，有華人、美國人、美籍華僑，他們的職業是非常廣泛的。不過，我沒有用他們的真實姓名和詳細的職業身份，這是為了保護他們的個人隱私；同樣也基於尊重他們，有時亦略去一些細節（如具體的生活和工作地點、醫院的名稱等）。

人性是一樣的，無論在地球的任何一方，人們對待健康的態度都有著非常相似的模式，因此略去這些細節並不影響我們所要討論的主題——人們對身體和生命應有的尊重；也不影響我們從中得到啟發，培養自己追求身心健康的意識。對所有筆下故事中的人，我發自內心地尊重，也力求客觀、冷靜地記述他們的經歷；但從感情面來講，我仍是不可避免地流露出遺憾和無奈。

不過最讓我感動的一點是，他們都很大度和慷慨，很樂意讓其他的人們從自己的經歷中得到經驗或教訓，這是一種可貴的良知。我要在此表達我對他們深深的敬意和感謝。

學會做個習慣提問的人吧！的確，從這些故事中，你會發現很多有意義的事情都發生在邊緣與轉角，我們從問題開始找答案比直接看答案能收穫得更多。不少愛讀書的人都力圖認真思考別人的建議、疑問，並做自己的研究。我在這裡講的不是什麼指導、建議，也不是引經據典的鉅著；我唯一的願望是這些真實的人生故事和我對自身感觸的坦誠敘寫，能和你的大腦合作、支持你的直覺、喚醒你對生命的意識，喚醒也許是你內心世界某一塊平時很少觸動的思緒。

人生最重要的東西因人而異，我常常歸結為「健康、家庭與愛情、事業」的三足鼎立，這三足之中，可能健康又最核心，沒有健康，其餘兩足肯定都要打折扣。然而，說到人生最寶貴的財富，你深深地吸一口氣，閉上眼睛……毫無疑問，你絕對也同意，是健康和時間！這兩樣都是消耗了就不可能再生的資源——時間一去不復返，而健康的損害（特別是退化性損害）往往都是永久性的；它或許可以控制，甚至有所逆轉，但是無法完全復原。

健康和你的思維、感情一樣，是真正屬於你的財富，別人拿不走，也替代不了。失去了健康，你受到的折磨是再愛你的人也不可能為你分擔的；而時間對每個人來說，則是上天分配最平等的財產，每人每天都是二十四小時，每年都是三百六十五天。人生中，消費時間可能是一件最最容易做的事了。

遺憾的是，健康和時間這兩樣「看不見」的東西都是在其消失之前，人們最不容易認識和珍惜的。世間不能控制的事的確很多，因此，人們很容易將一切歸於天意，而忽視了「事在人為，莫道人間都是命」。

當你對人生最寶貴的兩個財富之一的「健康」重新思考時，或許能選擇一個新的思路。無法找到答案時，停下來，再看看——是的，在步履匆匆的現代化生活中，一切似乎都那麼

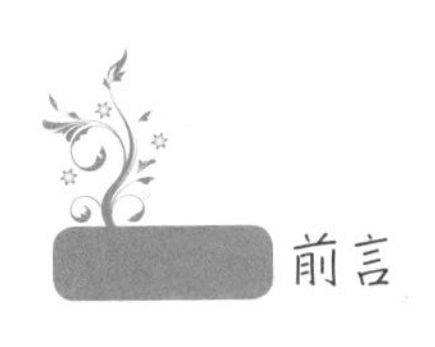

急不可待，但你要知道，**實質生活中的一切，還是取決於「選擇」**！

我可以很肯定地講，健康取決於你對生命的態度、你的思維、你的眼光和知識。一句話：**健康不是自然而然的上天恩賜，而是你對生活和生命的選擇！**

有疑問嗎？請看下面的故事，它們很可能就發生在你的周圍。我沒有任何意思去批評、指責那些忽略自己健康的人，沒有人有權利把自己相信的東西強加給任何人；我也沒有任何意圖說我的思維方式是最好的——一切皆取決於你的思考、你的結論。如果從這些原原本本講述的故事中，你發現有些觀念適合於你，那可能會點燃你對「健康」財富的熱誠！如果你沒有得到任何啟發，就當耳旁風，忘記吧。

如果這些從二十七歲的年輕人到九十二歲的老年人的故事，和你內心的某處有所契合，你從這些人的經歷中感受到了什麼，那我會感到十分欣慰。畢竟，能從他人的經歷中得到啟示，總比自己撞到了牆才回頭、甚或回不了頭，真算得上是生活中的上上策，對嗎？

是的，我能看到每一面牆上都可能有一扇窗戶，並努力把人生的疆界延伸到多個廣闊的空間……希望以此和讀者共勉。

廖曉華

第一篇

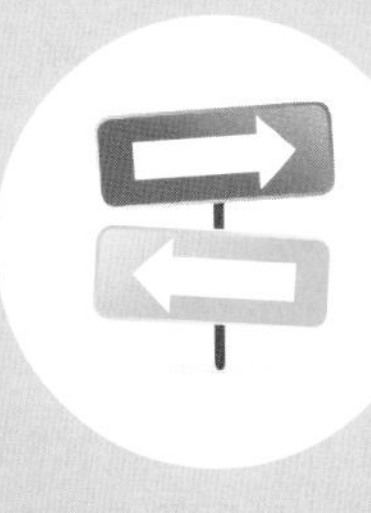

不撞牆，不回頭

知識有時會讓我們變得固執，認為一切的可能都只侷限於自己所熟悉的知識領域。

二〇〇三年的二月，星期日，一個典型的北美西雅圖的冬天，灰濛濛的天空，雨絲像透明的銀線。電話鈴催著我起床，電話是東海岸來的。不知為什麼，我的心一下子就提了起來，有時我真怕自己的直覺，怕自己的第六感……冬冬難道真得要走了？命運對她也太殘酷了。

我給經理打了通電話，星期一請一天假。一個小時後，我已在去機場的高速公路上，一定要趕上上午十點直飛到那裡的飛機，這樣才可以在東海岸的傍晚趕到醫院。

天助人願，在夕陽的最後一絲餘暉從天空消失時，我到了醫院。冬冬是一個極樂觀和堅強的人，可以看到在這單獨的病房中，床周圍盡是各式各樣的搶救設備，生命已掙紮了多次。她睜眼看見我就笑了，儘管顯得那麼精疲力盡，那麼無奈，但還是那麼甜，笑中帶著泉湧的淚水。

她緊緊地拉住我的手，第一句話就是：「曉華，我太不愛惜自己了，當初聽你的就對了，至少也不會這麼輕易就『繳械投降』。」她依然是一絲淡淡的笑，但似乎已接受一切。我的眼裡充滿淚水，看不清一切，一句話也想不出來，只是她那非常瘦弱的、涼涼的手放在我的兩手之間，我告誡自己冷靜，好一陣子才對她說：「冬冬，我要給你的也不是靈丹

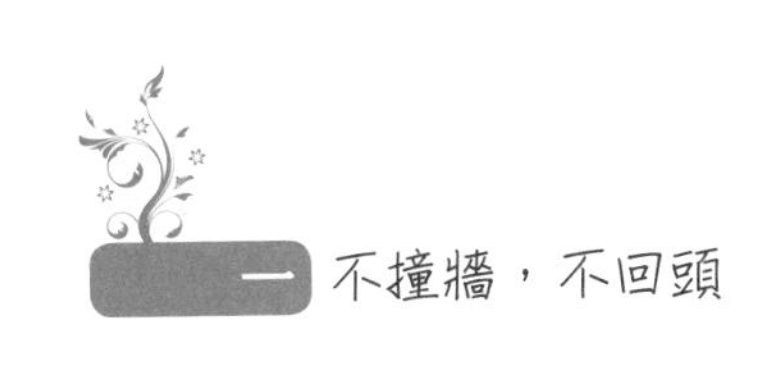

妙藥……不要想了，好好休息吧！今天晚上我陪你，讓忻忻和她爸爸能回家睡覺。」她看著我，輕聲對我說：「別怪老伍，他是個讀書人，好人……不會的，你放心吧。」用過大劑量的嗎啡後，她很快再度入睡。我卻一夜合不上眼，腦子在巨大的時空中轉動，沒有任何完整和連續的畫面，我根本不知道自己想了什麼。

第二天，忻忻和她爸爸很早就來了，護士繼續來注射藥物（是讓冬冬不再感覺到疼痛？），我們互相找不到安慰對方的任何話，只是默默地守在床邊。

下午兩點半，我必須趕去機場，對此時呼吸很弱又很快的冬冬，那麼瘦小，我不忍心看，但又想再多看一眼……父子倆送我上計程車，我們都止不住地流淚，我第一次看見忻忻的父親哭。我認識他已十年，他是一個核子物理博士。

飛機降落西雅圖時是午夜，我根本不知道自己是如何把車開回家的。我接受不了這個現實，為什麼要走的偏偏是她，是我最親密的朋友，比我小整整六歲，如日中天的年紀……兩天後，冬冬離開了這個世界！在一個完全有可能讓她重新恢復生機的生命科學時代，她卻走得步伐匆匆；當那麼多比她嚴重的乳癌病人，都在不同程度上控制住病情、逐漸恢復時，她的癌細胞卻迅速、悄然地侵入她的肺部和骨骼系統，迅速增長。漫長而痛苦的放、化療，並

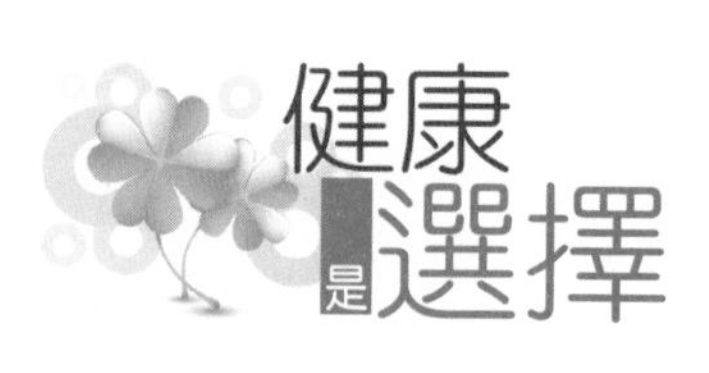

沒有對這個中年的生命發生奇蹟！

世紀交替之際，是我進入現代營養學和細胞營養療法學習的第二年，我從實驗室的化學反應、分子式出走，踏入了另一個微觀世界——「營養療法」——它深深吸引了原本就對中醫很感興趣的我。此時我接到冬冬的電話，聽她說好像是病了。

我也記不清是從何時開始，我似乎一直是朋友中的半個醫生，而如今我又再次深造相關學科，於是就好像更有推卸不了的義務。我詳細問了她全部的感覺，卻不想相信自己此時的猜測，只催她一定要去做一個全身檢查。

結果出來了，不敢相信，我先前的猜測居然是事實。活體檢查確證右乳房那個花生米大小（約二×一公分）的東西是癌腫；不過我還是感到很樂觀，因為我曾看到許多比她嚴重的人都活了下來，而且活得很好，她一定也會如此。

很快，她的臨床治療方案「三步曲」確定：手術、化療和放療——而我也打算盡我的全部力量幫她，不過因為我接觸營養療法不久，為了有更厚實的知識背景，我和我的營養學老師細談她的情況；老師很同意我的分析，也建議冬冬儘快配合營養療法，如此一來，從她的年齡和各種情況來看，治療前景應是樂觀的。我把資料準備好，給了正準備接受治療的冬

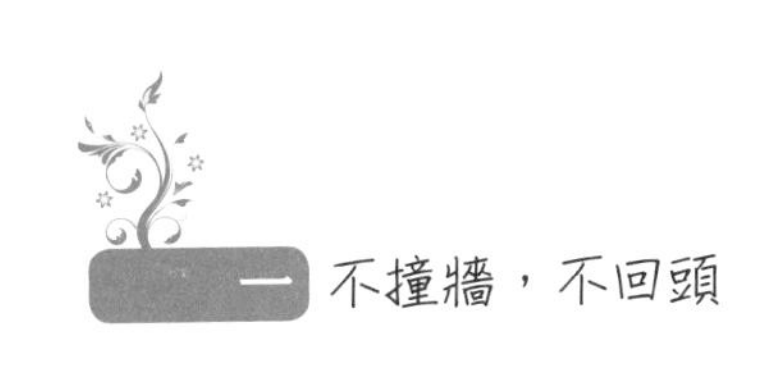

冬，而她也感到很興奮，覺得營養療法一定可以助自己一臂之力。

儘管冬冬只有初中一年級的知識水準，但她的聰明和勤奮卻不曾讓她停止不前，她對人對事都有獨到的見解。她的婚姻帶有深深的時代色彩，作為一個出身不好但很要強、很能幹的女孩，她被好心人介紹給政府高官的子弟，雖然門不當戶不對，但丈夫老伍畢竟是讀書人，並沒有一些權貴子弟驕橫拔扈的習性。他是明星大學的天之驕子，出國求學又是拜在名門之下，知書達禮，上知天文、下知地理，因此只有初中一年級學歷的冬冬自然對丈夫萬分景仰，雖然也有自己的看法，但卻不可能在沒有丈夫點頭時作任何決定。

而營養療法就這麼被冬冬的丈夫否決了！他不贊成在臨床療法外再加上營養療法。冬冬對我說：「也許忻忻父親說得也有道理，他畢竟是研究核子物理那麼多年的人。加不加營養療法要由患者和家屬決定，那就等等看吧。」

我不能讓一個病人在她的丈夫和當時仍在學習營養療法的我之間為難，我要說服老伍！

是的，對天下事都有一番見解的老伍，這麼多年來似乎就只活在核子物理學的世界中，核子物理學像一堵高高的牆，遮蔽了其他任何東西進入他的腦子。他為了妻子特意去看有關放療的相關書籍，和他的核子物理理解十分契和；而對於化療，他也有著他的見解——應該

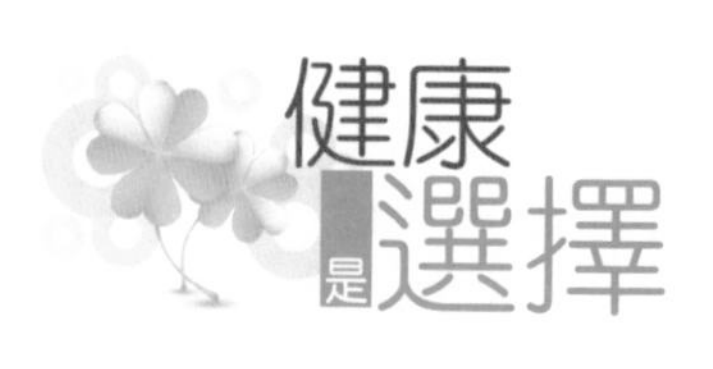

是先毒死癌細胞。

我告訴老伍，營養療法能提供身體充足的能量和元氣，提供正常細胞充足的原料去更新換代，這樣可以加強臨床的療效，減輕身體的消耗和放化療帶來的副作用，從整體上加強對抗癌症的力量。但他卻無法拋下「放化療的強氧化效應和營養療法中的抗氧化劑運用是相互矛盾」這樣的概念，儘管從宏觀實驗來看，「**強氧化和抗氧化**」是對立的，效應互相抵消；但在人體內的實際臨床結果卻是相反的——**二者的效應實際上是互相加強了**。目前對這種臨床結果尚沒有理論解釋，在實踐中也還沒有觀測到具體的發生過程，但**一個可信的推測是，健康細胞和癌細胞的營養通道是不同的**。這一推測正在逐步得到證實。

我們的思維不同，誰也說服不了誰，僵持不下。他問：「你可以確保營養療法能讓冬冬完全好嗎？」一句話就把我問住了，我只能說：「科學上的東西從來沒有百分之百，世間也沒有靈丹妙藥，我可以肯定的是：**營養療法即使沒有對一個人發生效果，也不會有害**。而且放療、化療又能百分之百保證嗎？」

「放、化療是多年來，幾乎所有醫生，以至整個世界醫療系統都是這樣治療癌症的。」老伍這樣回答我。的確，這是絕大多數醫生和病人的想法。醫生有決定權，而學營養醫學的人，最多就只有一個建議權。這是一個服從權威的現實世界！營養醫學要進入主流尚有一條長長的艱辛之路，阻力來自四面八方！

■

是的，醫學界在竭盡全力、力圖攻克癌症的半個世紀中，不容置疑，已取得了治療技術的重大突破，如尚在實驗階段的幹細胞和基因療法，而化療藥物也有了多種的選擇性，放療由於電腦程式運用能力的突破，對體內病灶的精細區分、放射量和範圍的控制也越來越好……另外，在研製眾多新藥的同時，人們也寄望於能夠及早發現癌症，因此亦大力研發診斷儀器。然而，針對已經發現的癌症，其研發的根本思維卻沒有一絲一毫改變：**與癌細胞對抗！**殺死它們的「三步曲」：手術、化療和放療。但很遺憾，那些能夠承受住這一切治療副作用的人，或許延緩了死亡的時間，但所留下的一系列治療後遺症，卻因此讓生命品質大打折扣。

如今，人們對癌症產生的最確切原因尚不清楚，對細胞最初病變的那一刻也還無法追蹤到，但有一點是醫療界和整個生命科學界達成的共識：**癌症是人體的免疫系統功能失敗或至**

少是其不健全的結果，最早能診斷出細胞病變的是免疫系統的細胞，最早能有效清理這些病變的也是免疫系統的細胞；免疫系統功能如果恰當，人體的癌症發展幾率會減少很多，有研究估計，至少是百分之七十。而免疫系統和內分泌系統的功能又是互相合作的。毫無疑問，身體各個系統是一個整體，從人體的整體角度來看待癌症，*營養醫學（療法）為癌症的預防、保護或輔助治療打開了另一扇大門，開闢了另一個生命科學的世界。

從身體的整體功能和免疫系統的調理入手，同時加強身體健康細胞的能力，以此和癌細胞對抗；就一般而言，就算沒有戰勝癌症，至少也能達到一個平局——人體與癌症共存，處於人體可以相對接受的平衡狀態。

營養療法真正形成系統的時間還不到二十年，但在實踐中已成功地延長了成千上萬人的生命與健康，減輕了癌症病人在治療中的痛苦；而對於那些發現癌症時，已到了無可挽回的

＊營養醫學（療法）：是以中藥為代表的東方思維和西方科學定量化處理問題的結合，也是科學技術和自然元素的結合，最終可歸結為人類最早的藥食同源傳統思維和現代對人體科學理解的結合。

不可控制階段的病人，營養療法也讓他們走得相對輕鬆些。是的，營養醫學（療法）是一個潛力無窮的領域，將來必會和臨床醫學並駕齊驅，共同解決人類的健康問題！

■

妻子走了。葬禮過後很多天，老伍在電話中從抽泣到傷心地大哭，讓我的心也在流血。他似乎明白了些什麼，總覺得自己沒有盡到全力去挽救她，反覆地問我：「營養療法能多留住冬冬一段時間嗎？」此時，對一個中年痛失愛妻的男子，安慰畢竟是最重要的。「科學上沒有百分之百的東西，你不用太譴責自己，你盡力了。」這是我之後反反覆覆對他說的話，為的是讓活著的人不那麼沉重……

這是我踏進營養醫學殿堂的第一堂實習課。

冬冬走了，我雖然安慰著她的丈夫，卻在很長的一段時間裡一直無法原諒自己；因為我沒有能力讓一個核子物理專家懂得一點核子物理以外的知識，同時我也譴責自己沒有試著強迫冬冬嘗試營養療法，為她的抗爭之力多加上一臂之力……我覺得這是很大的失敗，情緒非常低落。

最後，是我的老師把我拉出這種負面思維的陷阱。是的，面對生命的課題，要有職業的冷靜，要從一個事件中得到的不是這種負面的、無休止的自責，而是看到現實：**目前的科學尚不能保證人們複雜的生命其百分之一百的走向，但我相信，營養療法將會成為曙光**，終會被那些勇於接受新知的人看見！

這之後的十年裡，我才知道原來老伍並不是一個特例，而是代表了眾多「全能博士」的共同特徵，他們有著共同的驕傲，也有著共同的悲哀；毫無疑問，他們都是天之驕子，不光在專業上是頂尖人才，而且也都具有淵博的知識，做人上也是規規距距、溫文爾雅，非常得體。但遺憾的是，一來他們把幾乎所有的知識都裝進了自己特定的思維框架和模式之中；二來這些知識很多時候卻變成了一堵高高的牆，把他們圈在自己所建起的城堡內，不願越過這個城池半步，導致了一種有知的極端固執。

可這正是他們的無知！人類知識的積累、時代的進展，「隔行如隔山」已經是不爭的事實；文藝復興時代的達文西，這樣傳奇式的全才人物幾乎不可能再出現了。因此，每個人在遇見自己專業領域之外的問題時，應該要警醒地抬起頭來，仔細看看外面的世界，聽聽另一行專業人士的意見。千萬不要撞到了牆才回頭，不要碰得頭破血流才清醒！

第二篇

撞了牆也不回頭

無知者的固執，會把一切皆拒於門外，只相信自我認知範圍內的現實。

大威的心肌梗塞第二次發作時，正開著車停在十字路口等紅綠燈，當燈號轉綠時，他人生的綠燈卻再也沒亮。在送去醫院的路上，救護人員宣佈了他的離去。

踏入中年的他，留下一對才上小學二年級的雙胞胎女兒，妻子還有六 個月的身孕。這是二〇〇二年的秋天，距離他第一次心肌梗塞發作還不到一年。

四十五歲的他，體重超標，但有一個很剽悍的身材，看起來不胖，手腳也很俐落。在修車行工作的他，非常勤勞，很少休息，只要能辦得到，他都很樂意為請假的同事代班；他的手很巧，朋友們家裡如果有東西壞了，幾乎沒有他修不好的；對朋友慷慨，對自己也很隨意，吸煙，有機會就偷偷小酌些烈酒。工作、房子、車子、妻子、和一對可愛的女兒，該有的他幾乎都有了，就缺一個兒子，而上天也正要送一個兒子給他……這樣的生活，他心滿意足，卻也因此更不知疲倦的工作，聽不進妻子的叮囑和勸告。

他有一個賢慧、秀麗，雖只有小學學歷但心思靈巧的妻子淑真，大威的健康一直是她的一個心病。

一九九九年那年，大威看上去總是很疲倦，她好不容易才說服他去全面檢查身體，卻發現他的肝功能、驗血結果等很多方面都出現問題；醫生開了降血脂和降膽固醇的處方藥，告誡他在這種情況下最好戒煙和滴酒不沾。大威去做健康檢查原本只是為了讓妻子高興，所以根本沒打算去拿藥，順手就把醫生給的處方箋丟進了垃圾桶。回到家後，只對淑真說：「別相信，你看我哪像有毛病的人！」可是細心的她卻默默的把檢查結果收進了口袋。

淑真知道大威一向很聽我的話，就想讓我去勸他聽從醫生的指示，好好吃藥。我先看了檢查結果，詳細地問他的生活細節、家族的狀況後，然後再安慰淑真；據我所知，他的這些資料所體現的，可能還只是功能性問題，可以先不考慮吃處方藥，只要用三～六個月的時間好好調節一下飲食內容和食量，少吃垃圾食品，注意休息，再加上一些適當和系統的營養補充品，肝臟的功能就很有可能得到調整並讓各項指數恢復正常。

我充滿信心地去和大威談，儘量解釋得簡單、直接，告訴他，其實就如他那麼愛車（他的車雖然總是舊車，但看上去卻總是整理得那麼好！）和房子一樣，他也應該愛惜自己的身體。話一向說得很少的他，這次給我的就五個字：「我真的沒事。」這似乎概括了他全部的想法，可卻把我搞糊塗了：他不相信身體傳達的訊息？不相信身體需要保養？不相信飲食內容與適當營養補充的重要？……他對於這一切都沒有解釋。

和不愛說話的人交談，真的是天下最難的事之一，我只好選擇下策：「相不相信你的檢

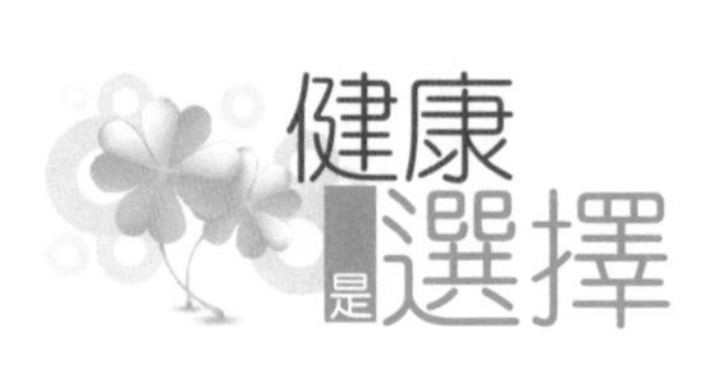

查我就不管了，大威，你就算為了淑真這樣做吧，好嗎？就讓她安排好了，你就聽她的就行啦。」因為他很愛自己的妻兒，所以當時他似乎也就接受了。

淑真為他準備的飲食，剛開始幾天他都還乖乖地接納，但沒過幾天就嫌麻煩了；至於營養補充品則百分之九十都放在口袋中，最後全都進了洗衣機。對他來說，為妻子兒女掙錢是天經地義，是看得到、摸得著的；但要為了他們保養身體，對大威來說卻似乎太抽象、太難以理解了。當淑真為此事和他爭吵哭泣時，他一言不發，但仍緊緊守住自己的陣地，他告訴她：「別擔心，我很好，只是總記不起來要吃這些雜七雜八的東西。」

二〇〇一年的耶誕夜，從修車行值班回家的路上，他匆匆去買了兩件禮物要給一對女兒；回到家後，他沒有叫醒妻子，親自包好禮物放在耶誕節樹下，然後在旁邊的沙發上睡著了。聖誕節的清晨，是他第一次心肌梗塞發作。早早起來要數聖誕樹下禮物的大女兒卻發現到，一向非常寵愛她的爸爸居然一言不發、臉色蒼白、大汗淋漓，她嚇壞了。淑真知道後趕緊打了急救電話，醫院就在幾分鐘的路程內——現代醫學在救人上的確是非常有效的——很快就發現主動脈的血栓，一針溶栓劑下去，疏通了！大威從另一個世界的邊緣又回來了。

或許是太累了，大威居然在各種不同類型的儀器監護下睡了整整兩天，醒來時，他看到

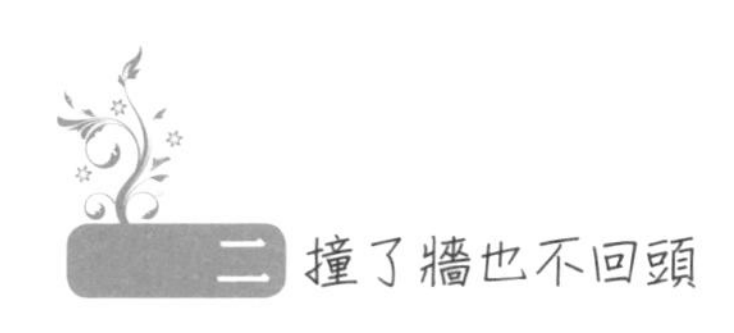

守在床邊的妻女。不知他是否知道到底發生了什麼事，不過他也沒問，甚至還對淑真說：「我說我的身體沒多大問題吧。」讓淑真被弄得哭笑不得。

醫生告訴淑真，一定要吃藥、要戒煙酒，注意脂肪的攝取；他的主動脈堵塞了快一半，如果再一次發作，就只有安支架了。雖然淑真這些天是在極度焦慮中渡過的，但丈夫畢竟活過來了，心情多少好些；淑真還對我說，他現在也算是到過鬼門關、見過棺材的人，他總會注意自己的身體了吧。我也覺得這應是壞事變好事的一個轉捩點，我一邊安慰淑真，一邊也期望大威能就此對身體有所重視。是的，上天對第一次錯過機會去救贖自己的人，往往還是有所眷顧，並因此提出警告，儘管這個玩笑開得太大了點，但對於像大威這樣不聽勸告的人來說，實際的教訓也許是最好的。

有三個月的時間，大威不再加班，很配合妻子要求的注意飲食、努力戒煙，甚至也多少吃了些淑真準備的營養保健食品；但隨著身體看似逐漸恢復，他很自然地又回到了滿不在乎、忙碌工作的狀態。而且，他還一再要淑真放心，總說自己的祖父也是抽煙喝酒，吃也沒他們現在吃得好，但卻也是活到八十九歲才走；再說到他自己的父親，照樣抽煙喝酒，也沒什麼事。所以他不相信自己會真的出什麼事——總之，他用他的所見所聞與經歷來「說服」

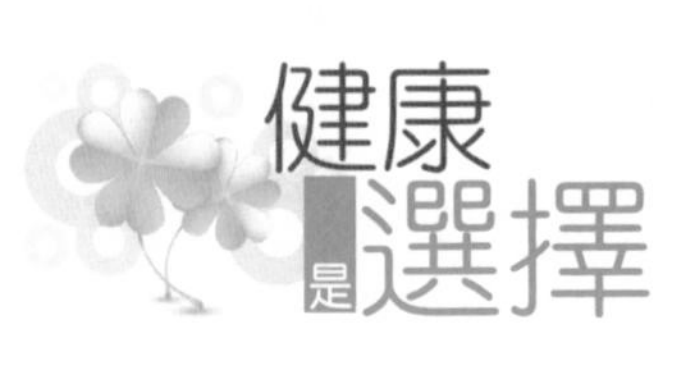

愛著他的妻子，而且覺得自己很對，至於淑真講些什麼，他恐怕從不曾聽進去過。

其實，他並不那麼瞭解他那遠在故鄉的父母親的健康狀況。事實上，在得知大威走後，才半年左右的時間二老就相繼去逝。也許是承受不了白髮人送黑髮人的悲傷而舊病復發，總之，他們沒能看到盼望許久的、那在異國出生的孫子。

■

大威太相信自己了！

前一章的老伍，因為覺得自己是「萬事通」而過分自信，所以把一切都納入自己所學的知識領域範疇中，遮蔽了其他領域的思維，或許可說是知識分子的悲劇；而大威不知道、也不想知道任何他看不見或費解的東西，同樣築起一堵極度固執的無知圍牆，阻擋了他的眼光，阻擋了去保護自己和保護家人的可能，這，卻是無知的悲劇。

無知者的無畏而使本可阻止的悲劇發生了。

就目前醫學界的共識而言，**全面的營養療法，是心血管疾患最有效的預防手段，也是對臨床治療的最佳配合**。但真正的問題就在於，是否人們真能看到這一點！無論是知識分子還是無知之人，兩種不同思維、不同生活方式的族群，卻同樣用「固執」為自己築起一道高牆，讓自己陷入無法自拔的陷阱！

■

善良的淑真在丈夫離去後，忍著巨大悲傷，僅為了保護腹中的兒子。朋友們輪流幫助、陪伴著她，而我知道，我是最應該寬慰她的人——她盡到了妻子的一切責任，從道義上來說沒有任何遺憾，她不該再譴責自己了。她很認真地學習，同時也明瞭營養療法可以幫助她丈夫的心血管系統保持相對的穩定和通暢，但真正要好好落實這一切的，卻必須是她丈夫自己；無論她多細心、多賢慧，也無法代替她丈夫去守護他的健康。可這些都只是理性上的剖析，與丈夫的死別，仍是造成了深深的感情傷痕。

淑真的妹妹在她兒子出生後，把淑真和三個孩子暫時接到她家，我們一群朋友們前去告別。當我們坐在一起時，相對無言，她自言自語的說：「他怎麼就能見了棺材也不落淚呢？」我知道這是一個也許沒有答案、也不需要答案的悲歎。我們大概永遠都不會明白，但我也永遠無法忘記她那沮喪的眼神……

第二篇

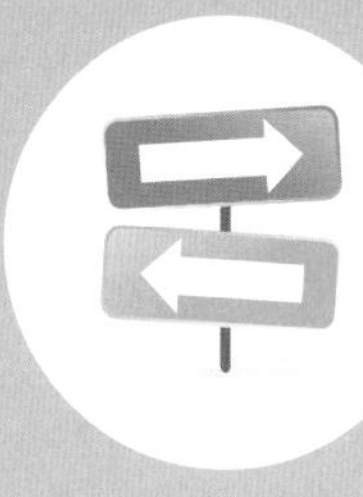

「撐一下就過去了！」

別把「堅強」用在錯誤的地方。

這個在九〇年代隨著經濟大環境成就一番事業的壯年男子，就算是感覺再不敏感的人也不得不承認——他確實是一表人材！五官端正、大氣，個子雖不高但挺拔，氣質不凡。

這是宋先生，一家知名外商企業的高階主管，在競爭激烈和殘酷的商場上如魚得水，個人的才能、對機遇的把握……他是時代的佼佼者，是破風踏浪的強者；但也因為如此，或許要一個強者去做角色的轉換並不容易吧——他把對待事業的剛硬態度也用在自己的健康上，每當有任何病痛，每當家人提醒他要注意身體時，他或是一言不發裝作沒聽見，或是說「這有什麼，撐一下就過去了」地搪塞。至於為什麼要撐？為什麼要和自己過不去？旁人無法理解，而這些「精英們」對旁人是否能夠理解根本也不在乎，他們沒時間、也沒興趣。

同時，「請教別人」這件事對他們來說，似乎也是不存在的，他們習慣了自己去解決一切問題，這既是男子漢的尊嚴，更是為了面子——關注那麼一點點病痛，豈不是太懦弱？也許是吧，人的地位越高，就越是要強。

然而，身體的微觀世界是一個精密的特殊系統，和人們眼見的宏觀世界是有所區別的；至今為止，這個系統的精細運作，很多環節仍還是難以找到答案。但有一點是肯定的——順**勢治療，幫助、給予身體必要的工具和材料，才能讓它盡可能達到最好的功能運轉、自我修**

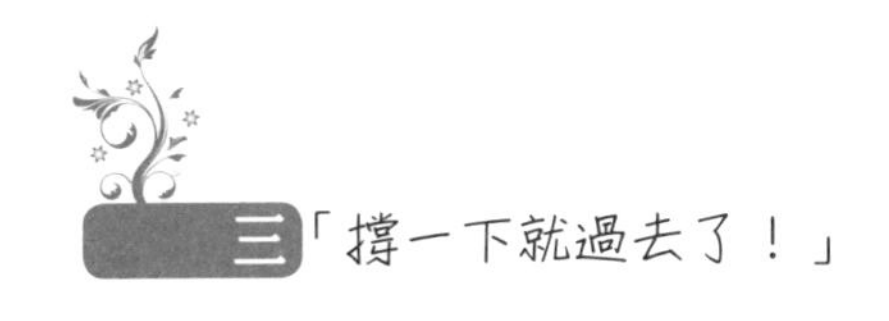

復（或至少是部分修復）——硬撐著身體是不可能獲得「勝利」的，在危及的情況下，用適當的處方藥壓一下的確是能救命，但卻絕對無法讓身體長期「撐」和「抗」！

■

宋先生對自己的外表很是重視，素來很注重身體的鍛煉，而且健身起來不怕苦、不怕累；只是，**吃苦耐勞雖然確實不錯，但忍痛做不應該做的事就是對身體的不尊重了**！

宋先生為了配合客戶的需求，或為了滿足頂頭上司的興趣，常常在假日時還比上班的日子辛苦，他要陪這些人到任何他們想去的地方並擔任攝影工作，而對於這些人來說，越往偏遠地區走越是有趣；於是，攝影這原本純粹屬於宋先生自己內心世界的一塊天地，也因為和生意混淆而被污染；更糟的是，因為他們常往偏遠的山區走，宋先生原本薄弱的關節和骨骼系統在這種不斷的翻山越嶺中越來越疼痛。

痛歸痛，但宋先生知道：**單靠類固醇類的止痛藥並不是一個長期的正確選擇**，他很清楚的警覺到止痛藥的弊端，特別是長期使用的副作用。

但應該要如何改善呢？

其實宋先生患的是關節滑膜枯竭而引起的功能退化，其根本因素不是很清楚，但通過休息，通過對全身循環系統的疏通，通過對骨骼系統（特別是直接對關節部位）大量、甚至短時間超量營養補充，會讓他的這種功能退化在沒有副作用的情況下有所緩解、改善；尤其他現在正是如日中天的壯年期，甚至或許能夠完全控制在平衡的良好狀態。

與此相關的臨床實驗中，獲得了不少成功的結果；只是，要用營養補充療法來對身體進行修補，需要的是像吃飯一樣，長期、穩定、與認真。

但是很明顯的，宋先生原本就沒有打算認真執行，也因此不容易達到應有的療效。當和他談到這個問題時，用他自己的話來說：「我連飯都還不一定保證有時間吃呢，更別說這些東西了。」一句話，就把旁人的話給堵住了，「建議」瞬間就被他一腳踢出場外，話才說沒幾句就尷尬地中斷了交談！

■

根本不運動和過分運動，不使用四肢和過分使用，這些都是對身體的不公正待遇，特別是在身體本身還需要補充營養與修復的情況下，過分使用只會加重傷害——這是很多年輕人

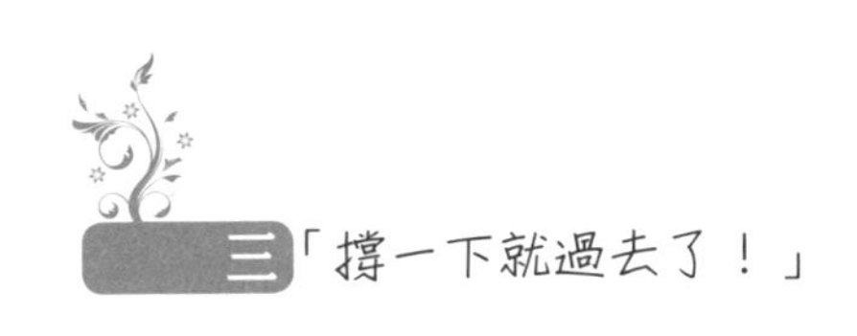

不恰當使用身體，結果受到不可逆轉性傷害的原因；也是一些上了年紀的人，因為錯誤理解「運動」的意義而導致出意外的根由之一。

宋先生也是這樣的人，而其結果是不言可喻的。二〇一一年底，他的醫生開始極力推薦他換人造關節，他沒去做，還是一如既往地置之不理；他的妻子為他擔心，我也為他感到遺憾，他其實大可不必走到這一步的！然而這些高傲的人們，思維似乎不同於常人，他們或許是將對身體的滋補、愛惜，錯誤理解成是對身體的嬌慣，害怕自己顯得不夠堅強、缺少男子氣概？

想做個職場「強人」還真不容易！在商場上他們會有策略地挑戰對方，也能很好地應對挑戰，更懂得恰如其分地掌握讓步的分寸；可是在健康上，他們卻顯得缺乏思考，過分挑戰自我，似乎是從潛意識裡和自己過不去。

無獨有偶，這些職場「強人」並不只宋先生一個，悲哀的說，這似乎是這些在職場叱吒風雲的人們的慣例，雖然男性居多，但女性也不少！他們共同的特點是：**他們樂於挑戰！不論這個挑戰是來自事業上的對手，還是健康上的疾病；他們沒有把事業上的挑戰和善待自己的身體區別開來**。作為成功的管理階層，在商場上，他們很懂得挑戰別人，也懂得適當的妥

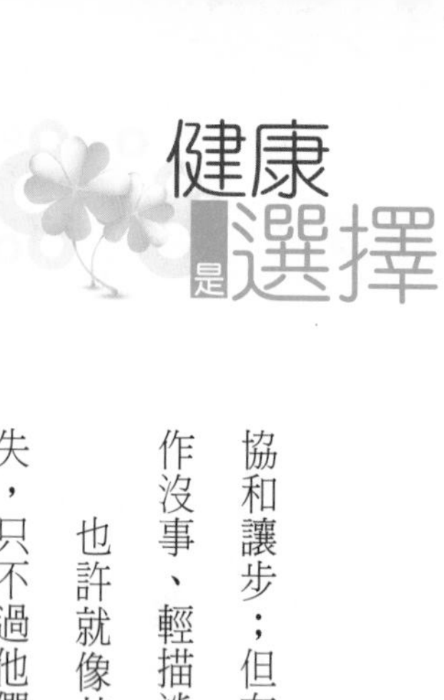

協和讓步；但在對待身體上，他們卻是堅持到底、有病不看。或是藉口沒時間，或是儘量裝作沒事、輕描淡寫地調侃自己，甚至以能忍痛為榮耀、以有病不看為堅強。

也許就像其他人一樣，他們也在潛意識中希望有奇蹟發生，期盼有一天病痛會自行消失，只不過他們的潛意識更強些，外在表現出來的也更為執著。他們或許認為：只要勇往直前，就一定會有奇蹟發生。但這或許在商場上行得通，一旦反應在健康上，卻是一個違背上天和自然意志的思考邏輯——他們不顧身體的健康，遺忘了身體也是屬於他們的財富。

■

讓我們再看一個例子。

二〇〇九年，明先生剛剛邁進五十歲，他是飛歐亞大陸的國際航線乘務長。眾所周知，這是一個像選秀一樣，過五關斬六將的行業，這個職業的辛苦還不單單只是嚴格的規定、制服、與外貌需求等所能描述的；長期的時差顛倒、地域變換、高空的電磁輻射、無法固定的生理時鐘，難怪空姐們往往無法持續多久，就不停地被淘汰、更換。不過，明先生卻堅持了很久，因為他帶病工作！他那消瘦的體態和突起的小腹就是一個身體不協調的外在象徵，也許那正是長期操勞過度的結果。

和他談到健康，他很是客氣，不像宋先生那樣拒人於千里之外。他喜歡滔滔不絕地講修身養性的理論，講吃什麼、談健身，彷彿全天下的養生理論都在他的腦子中，好像他領略了全部——但事實上，他對自己的三餐究竟吃了些什麼卻並不感興趣。

他似乎是完全無意識地把自己包裝起來、武裝起來，全然不想去觸碰實質性的問題；當進一步問他詳細狀況時，他欲言又止，似乎身體不好是自己的一個缺陷或錯誤，又像是認為談身體的毛病就像是弱者的訴苦一樣。於是當你直截了當地問他：「如果你用過這些養生方法卻沒有作用，你有想過試試其他方法嗎？」他卻只會答非所問，然後頂著「主管」階層的驕傲繼續「吹牛」。

■

毫無疑問的，這些人在事業上確實是成功的——至少就世俗地眼光是如此評價——只是這些處於社會頂層的強人，卻把人生的角色過度簡化，沒有意識到何時該適當的「轉化自我角色」。他們在任何場合，無論是辦公室、家裡、還是朋友的聚會上，一直都是個領袖人

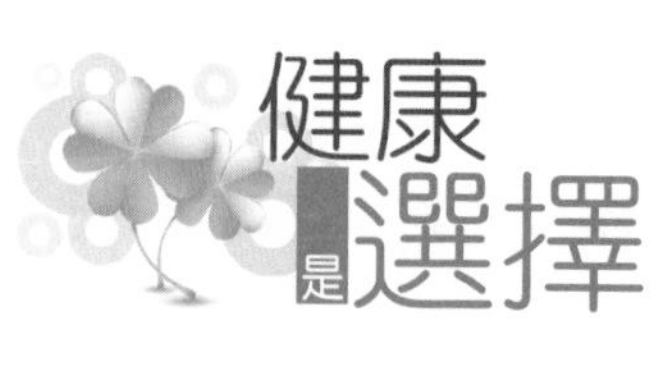

物，總覺得自己知道一切、希望自己能掌控一切；即便是他們不擅長的領域，他們也一樣要掌舵，一定要由自己來掌握方向，不能任由別人指引。

明先生也是如此。他不明白、也不想聽別人說的那些他不熟悉的東西（或知識），例如食養、食補、食療和營養療法之間的區別，他不是真的懂，但卻也不想聽我細細剖析；而且，在睡眠已經嚴重不足和無序的情況下，他還堅持相信自己的養生知識，拼命鍛鍊身體——這無疑是讓蠟燭兩頭燒。

從他妻子那裡，我得知了工作對他身體所造成的衝擊，首先是腸胃系統功能的極度混亂，腹瀉和便秘相交替，吃任何東西都不能消化；他還被診斷出有萎縮性胃炎、過敏性腸炎、慢性膽囊炎和慢性腎炎。傳統能消炎止痛的處方藥，給他帶來的副作用更是讓一切進退兩難：在多種症狀並存的情況下，繼續用傳統處方藥的結果，就是惡性循環！壓住了一邊，另一邊就會出狀況——於是，營養修補在這樣的狀況下就成為一個重要的出路——**營養修補針對的是身體系統和功能，而不是疾病本身，它為身體補充工具和材料，讓身體有能力去修補自身，所以不會有「蹺蹺板效應」**。

只是，在對待健康上，似乎是「弱者」更具有相對的優勢，當面臨困境，他們更能「不

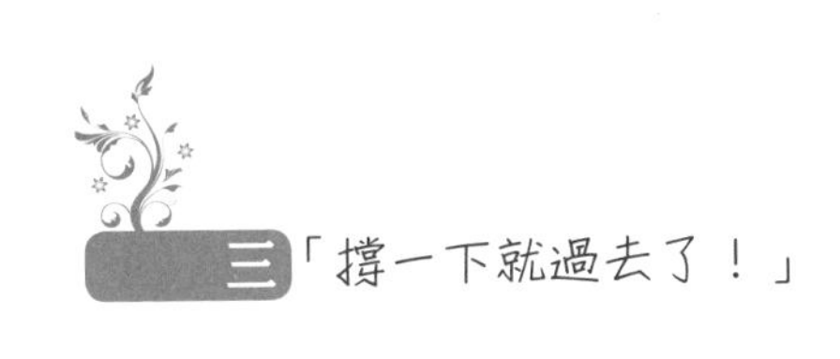

恥下問」的找答案，而某些「強者」卻從不「求人」；是因為傲慢，還是因為不能戰勝內心深處對未知領域的膽怯？又或者，他們對於不是自己的主意、不是自己找到的出路，天生就有一種本能的抗拒？這些社會的強者或許是缺乏勇氣去放下面子，去傾聽別人的建議，總之，這一切行為都超出我的理解能力，這些強者們最終把一個尚可逆轉的過程，導向一個他們不能承受、但不得不承受的不可逆結果——明先生也是如此，這一次，他的「撐一下」沒有生效。二〇一一年早春，在一次出差途中，他的消化道突然大出血，最終沒有能搶救過來……，一個不到五十五歲，正值盛年的生命就這樣過早地結束了。

■

而令人嘆息的是，這樣的悲劇，似乎仍不斷的上演著……

這些高層管理者似乎都是「工作狂」，也許只有如此，才能得到這樣的位置？「忙中偷閒」的生活藝術對他們來說，是一種不該有的愧疚，工作第一、工作第一、工作第一，馬不停蹄地奔波，為了工作可以連做夢的時間都沒有，生活只這麼一個重心；他們完全沒有想過「身體能否承受？」這樣的問題，可是沒想過並不代表問題就不存在，嚴重偏斜，就必然有

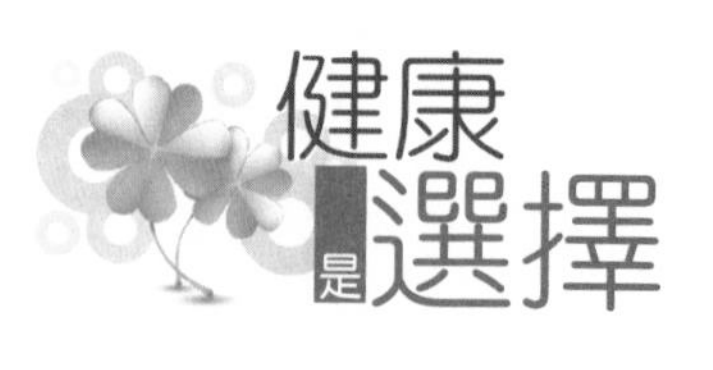

失衡的一天！

于女士就是另一個例子。她身體一直較弱，腸胃常出問題，而**腸胃毛病可以說是身體出問題的最重要根源**——道理很簡單，食物的消化、吸收不好，營養的吸收和毒素的排泄就打了折扣，長期下來，身體就只有不斷的消耗、不斷的累積廢物，而沒有正常的修補和疏通，各個系統的提早退化將會是必然的結果。

作為工程師的她，能幹、善良、熱心，是辦公室的主任。工作上她擔任重責，不管事情大小，週末常被老闆隨喚隨到，加班更是家常便飯。由於經常「不得已」的隨便進食，結果身體就出了各式各樣的問題。雖然她對於「保養身體」的意見從來沒有拒絕過，但可能從沒有認真去思考過；所以當你催促她去檢查身體，她總是會說「找不出時間」；當你問她：「還有比妳的健康更重要的事情嗎？」她卻從來沒回答過這個問題。

或許是上天要提醒她注意自己的健康，一次，她在一個濕滑的地面上摔了一跤，對於一個一切正常的人來說，一般最多也就是嚴重扭傷；但剛過五十歲的她，卻是造成右踝骨三面骨折，後面部位還是粉碎性的——很顯然，嚴重的骨質疏鬆已讓她的身體不能再經受任何一點衝擊和振盪！

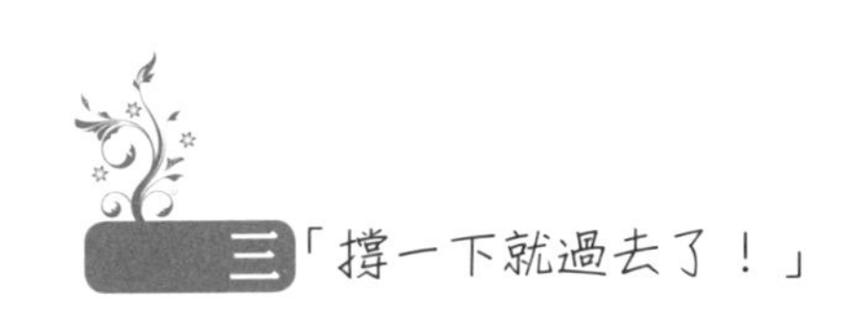

這次的提醒也許是上天的一次眷顧，雖然殘酷了些，但比起其他類似案例——那些沒有預先得到信號的嚴重骨質疏鬆患者，或因劇烈的咳嗽斷了肋骨，或只是輕輕摔一下就股骨骨折——她的狀況似乎要好些。更重要的是，這一跤把她摔醒了，她意識到是該愛惜和保養自己身體的時候了！

■

另外還有一位在知識領域上的「強者」，他是我在藏北地質隊工作時教我鑑定古生物介形蟲的老師，我們稱他為包師傅，是一個值得尊重的人。包師傅在工作和業務上精益求精，一絲不苟，做人也是如此，總對自己和徒弟都要求嚴格；每天工作、生活、健身，一切有條有理，甚至可以說是到了分秒必爭、絲毫不差的程度。

離開西藏後，他回到大都市，逐步升到研究院副院長的位置。他對於工作依舊兢兢業業，對於身體則只相信健身能帶來健康，至於其他則什麼也不在意、不相信。只是，作為一個年過半百的人，他沒有意識到：**健身只能加強體內的分解代謝！隨著年歲的增加，在合成代謝慢下來的同時，分解代謝也應該適可而止，逐步更換為與年齡相應的運動才對；不然身**

體長期處於分解代謝大於合成代謝的狀態，入不敷出，反而有害。

而對於健身觀念的錯誤認知，還帶來一個更糟的結果——由於他相信健身足以保持身體的健康，所以他不認為自己有需要作任何的定期檢查，當然，看醫生就更不會在日程上了。

在我是他徒弟時就知道，他對於人們有病痛、或經常看病這樣的事總是顯得很不屑，他常說：「有什麼撐不過去的？」這也許和他研究多年化石的職業病有關，他把自己也看成一塊不變的石頭，卻忘了人體是一個活生生的機體，其穩定是依靠無數的化學反應以保持平衡，而當這些化學變化在悄悄進行時，往往也在累積問題；因此，**中年以後，至少每年檢查一下其變化是必要的！**畢竟，現代的生命科學還是有很多方法可以校正越來越多的問題。

也許，就是基於這兩點對健身觀念的錯誤解讀，在他即將退休之前，一天在健身後洗澡時突發了大面積的腦梗阻，生命是保住了，但救活時已是類似於*高位截癱的結果，而且基

---

*高位截癱：顧名思義，是指橫貫性病變發生在脊髓較高水平位上。醫學上一般將第二胸椎以上的脊髓橫貫性病變引起的截癱稱為高位截癱，第三胸椎以下的脊髓損傷所引起的截癱稱為下半身截癱。

本上已不太能認識人和事，每天的活動就是被妻子推到外面透透氣。而這樣狀態下的身體，免疫系統的功能很快減弱，天氣一變化，外出就容易受涼，對任何病毒和細菌基本都沒有抵禦的能力；他頻繁住院，如此掙扎了近兩年後，生命耗盡在一場病毒襲擊後的肺部感染中，留下了他引以為傲的漂亮愛妻，留下了還未來得及享受的退休生活。

■

在我的工作日誌中，類似的「撐一下就過去了」的強者案例還有一些，但我想上面的這些故事，已足以讓讀者們明白他們失去健康的原因。

我一向尊重這些強者，沒有他們的努力，世界不會變得更好；但他們之中的某些人，卻把堅強的哲學用於所有的領域，對自己的身體既不合作、也不給予任何幫助。我時常會為這些能幹而要強的人感到遺憾，他們那麼聰明能幹，可就是忽視了自己最寶貴的財富——健康。世上無完人，人總有自己看不見的盲點。當自己看不見，卻又聽不進別人按喇叭的警告，那麼遲早會撞車。不論是地位高人一等所造成的傲慢與偏見，還是不適當的要強造成的結果，總之，人應有傲骨，但不可有傲氣；**在健康問題上，是態度遮蔽了他們的眼光，讓他**

們失去了挽救自己的機會。

是的，在健康問題上，至少在我所接觸的人和事中，似乎真的是弱者們更幸運，「求健康」往往是他們生活的重心，會讓他們四處尋求知識與協助；這點上，強者們反而處於劣勢，因為他們把事業的脈動抓得太牢，卻把健康的前程拋在腦後——健康是強者最容易忽視的角落。**「健康」不是自然而然，而是生活的一個選擇**；也許強者們在事業和家庭上都有了太多的成就，以致把自己的健康當作不用特意關照的部分了吧。

第四篇

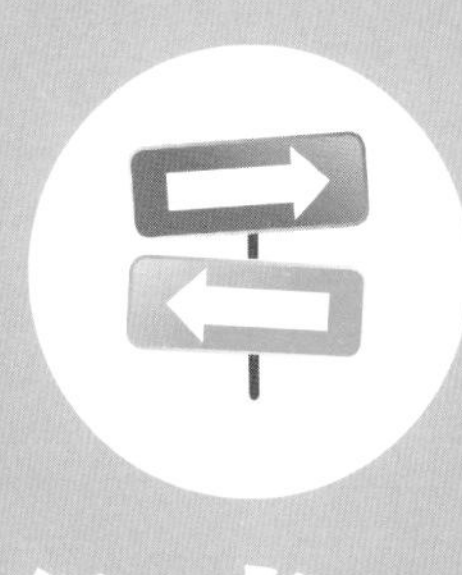

盡頭，是不歸路？還是柳暗花明？

什麼是勇氣？勇氣是當你到了生命的盡頭時，即便充滿恐懼，仍然勇於拐個彎看看盡頭的另一處……

二〇〇八年中，年僅三十一歲的東老師得了腦腫瘤（腦膠質瘤），當診斷結果出來後，對他無疑是一個晴天霹靂！這類腫瘤侵犯的往往就是三、四十歲的青壯年人。

東老師的瘤並不大，但位置非常蹊蹺，在延髓上，同時又擠壓到視神經及幾個神經區域，這裡是*植物神經傳出纖維延伸出去的區域，分離的難度非常高，差之毫釐，就會釀成病人更大的健康問題——如癱瘓，這在某些時候是比死亡更為可怕的命運——沒有醫生能輕易下決心動這種手術，也鮮少有病人能下定決心走這上一步。

更何況，**腦腫瘤最大的特點就是易復發**，臨床上來說，切除後不久又在不同部位長出的案例並不少見。

由於西醫無能為力，他只好求助於中醫，一個月幾千元的草藥他都吞了下去，以毒攻毒、扶正祛邪，什麼稀奇古怪的東西他都吃了。半年過去後，非但沒有見到效果，反而出現視力模糊的問題，走路時如果沒有外人幫助就難以保持平衡。原本年輕、活潑、愛好攝影、

---

* 自律神經系統，又稱自主神經系統（ANS）、植物神經系統（VNS）或內臟神經系統，與軀體神經系統共同組成脊椎動物的周圍神經系統。

才華洋溢的東老師逐漸絕望了，他不再和外界聯繫，老同學、老朋友、老同事一律不見，整天把自己關在房間裡，連窗簾也不拉開；更糟糕的是，家人把所有的無奈和同情都轉化成他們所能想的最好食物，每日三餐的四菜一湯，餐餐都是大餐，不用多久，東老師的體重就到達八十幾公斤，這對於他這個個頭不大的人來說成了不小的負擔：一個可怕的惡性循環逐步形成。

我第一次從電話中聽到的是一種極度的沮喪、完全的失望、澈底的絕望，我問的任何問題他都不想答覆，他覺得討論自己的疾病、身體根本沒有任何意義，面前似乎註定是一條越走越黑的路，生命就要走到盡頭，只能就這樣等待著另一個世界的大門敞開——但是我相信，就算在這似乎已經沒有任何希望的內心中，或許在某個角落裡，他其實仍舊期盼著死灰復燃的可能——或許連他自己都沒有意識到自己依然有這樣一塊等待被喚醒的世界吧。

他的一個大學同學四處為他求教，不斷和我交談探討。直到二〇一〇年初，營養療法的種子終於在他的心中發了芽，內心中尚未泯滅的那一點火花被點燃了，同學和朋友們都鼓勵他：為什麼要這樣坐以待斃？生命就算好似走到盡頭，也可以拐一個彎去看看角落的那一邊到底有著什麼呀！

經濟上並不富裕的東老師終於決定嘗試看看，費用一半自己支付，另一半則由朋友協助，然後開始了全新的治療——而營養療法也的確出現了功效，以全身系統為基礎的調理逐漸出現效果，在生活逐漸恢復正常的狀況下，他逐步調整經濟分配，三個月後就能完全以自己的經濟能力來支付營養療法的費用。

總的來說，**營養療法是一種提升身體自身元氣的療程**，隨著東老師耐心的配合，同時注意三餐的節制和控制體重，他的整體狀態好了許多：腫瘤被控制住，身體的各項指標基本上也都正常，生命再次勃發生機，讓他回到正常的生活狀態；他對生活再度有了信心，又重新拿起攝影器材到大自然中尋求生活，捕捉美麗的瞬間。

■ 從生命盡頭重新又拐回生命軌道的人其實可不只東老師一個。

二〇〇二年，四十九歲、在大學教書的由老師被診斷為糖尿病，處方藥一度控制住病情，卻逐步出現了糖尿病綜合症；二〇〇六年開始，她就不斷因越來越多的綜合病症時時住院，除了高血壓、高血糖外，更由於大量使用處方藥，肝和腎的功能被損害，有著嚴重的脂肪肝和腎結石。

她也曾尋求過保健食品的協助，但或許由於產品本身的品質不佳，又或許是因為沒有尋求專業營養師的建議而雜亂無章的進補，事實上根本沒辦法發揮任何系統調理的作用！除了白白浪費了一大筆費用外，卻一點效果都沒有。

隨著住院越來越頻繁，她的工作最多只能每週堅持兩個半天，凡此種種都讓由老師感到無助，直覺得自己踏上了生命的不歸路，似乎只能繼續這樣在通往死亡的路上痛苦地走下去。

各種治療既然都沒有起到真正的控制效果，倒似乎是病魔更加速地威脅著她，是不是還有其他的選擇呢？她苦苦思索，卻想不出來，只能不斷地感覺自己的澈底崩潰，或許再也沒有爬起來的一天；每天睡前，她都害怕明天不能再睜眼，但又希望明天不再醒來：通向死亡的歷程實在太過可怕！

但是怕歸怕，她還是下定決心要救自己！有了態度，方法也就跟著找到——**對處於「絕境」中的人而言，重要的不是當時的位置，而是決定向何處移動！**

是的，生活中的確不是所有人的探求都一定能得到結果，但也有不少人是因為選擇忽略，所以才看不清楚，所以才錯過了躲避災難的諾亞方舟——每個人靠自己的眼睛，甚至靠電腦搜尋時所能看到的資訊都是有限的，但只要有了「救自己」的堅定信念，和朋友們的眼睛合在一起或許就能作到全方位的掃描，錯過機會的可能就小得許多。二〇〇八年十一月，她就此認識到真正的營養療法——這次她不是盲目地東拼西湊瞎補，更不是對靈丹妙藥的無端崇拜，而是以認真、系統、科學的方式使用那些結合科學與自然精華的高品質產品！

八個月以後，她逐步脫離了處方藥；一年多後，她重新登上了講臺，紅光滿面地站在大家面前，學生和老師們看到的是一個比以往年輕、精力充沛的由老師，她讓生命創造了奇蹟！

■

這十一年間，我看到許多像由老師、東老師這樣的一群人，雖然他們一度都曾看到了生命的盡頭，但內心迸發的火花又一次點燃了生命的熊熊火焰，讓他們重新回到一個充滿生機的人生軌道。

這是多麼可敬的一群人啊！他們把悲劇扭轉為喜劇。是的，**當一個人處在生命的最低潮**

時，**只有願意自救，別人的幫助才能真正生效**。我們都知道，當別人需要的時候永遠不要猶豫去伸出你的手；而現在，我們也該開始學著理解：在我們自己遇到困難時，也永遠不要躊躇著去接受別人伸出的援手！這是真正自強者的態度！

真正能夠改變命運的，不是偶然的機遇，而是態度！態度的改變，讓案例中的兩位老師願意在生命似乎走到盡頭時，能夠多看一下牆壁的另一邊——態度的改變讓他們看到了機遇，從而逃離一個似乎沒有出口的困境。

第五篇

下一個醫生，另一種方法

唯有執著和決心，才是真正無限的力量！

如果說上一章的由老師與東老師的經歷，是一種在接近盡頭時所激起的勇氣，探尋著所有自救的可能；那麼季女士對自己生命一貫的認真追求，和冷靜而堅強的意志更是讓我從心裡敬佩。

二〇〇九年春，我第一次見到季女士，她是一個很容易讓人喜歡的人，外表裝扮得簡單、得體，一件淡綠色的雙排扣外套、白亞麻褲、與一件藍白交替的海軍條紋T恤，雖然臉上的圈斑隱隱約約，但沒有化任何妝的眼睛仍然不失靈秀。據她說，半年多前被確疹為系統性紅斑狼瘡，儘管治療已讓她有些異樣，但才三十八歲的她依然還是很漂亮，沒有多少人能輕易地承受系統性紅斑狼瘡的「滅頂之災」，可是季女士卻仍在這種不幸中站得那麼堅強，她那麼嬌小的軀體到底是如何能容納那麼大的痛苦？

我聽她細講起近兩年的漫漫求醫路：剛開始時，身上有些癢，腿上長了些小紅斑疹，雖然很癢，但塗點清涼油就能緩解，所以沒有很在意，畢竟她本來就容易皮膚過敏；但很快地，小紅斑疹也出在手臂上，癢得除了頻繁塗可地松軟膏外就難以抑止，而且也開始影響睡眠和飲食。於是她不得不去求診。

第一個醫生，沒有五分鐘就確診了，判斷這是過敏，開出內服的抗過敏藥以及外用的抗

過敏軟膏，這兩者都是很靈敏的激素類，所以季女士臉上不禁露出懷疑的神色；醫生也看出她的疑惑，告訴她，激素的副作用會在停服之後消失，要她不用太擔心。

醫生的藥剛開始也的確很有效，不過三四天的時間，小紅疹就真的逐漸消失，季女士為此感到很高興，似乎過敏都被激素征服了——但沒多久，卻又發生相同的問題，她把上次沒用完的藥接著用，症狀再度解除；只是當相同的症狀第三次發生時，季女士開始感到不安，猶豫是否要繼續這種治療，這種反反覆覆的輪迴到底何時方是盡頭？

她把自己的猶豫告訴醫生，希望醫生能給她更多的解答。**醫生說，過敏一但發生，最有效的抗過敏藥物就是激素，再不然就是要查出過敏源，從生活中盡力避免；而如果能夠確切的知道過敏源，某些情況下也可以採取類似「免疫接種」的措施**——問題是，醫院並沒有確切查出季女士的過敏到底是什麼引起的，所以她還是只能再次接受激素治療。

再次接受激素治療，加大的劑量讓她腸胃反應劇烈，整天昏昏沉沉。就這樣，她斷斷續續、時好時壞的度過半年，而很糟糕的是，**激素居然逐漸開始改變了她的外觀！**最後由於家族的原因，原本對中醫不過問的她決定轉求中藥，她聽說中藥沒有副作用，而且對很多慢性病療效顯著。於是她找了第二個醫生，據說這是一位祖傳三代的中醫名家。

■

中醫診斷的結果，是內有濕熱、脾胃不和，開的藥有內服的草藥和外用的中草藥製劑。

季女士第一次拿了十大包草藥回去，而醫生也囑咐她一些煎藥的學問，於是她到專門煎藥的地方去；在那兒，她看到很多罐子，上面的標籤都模糊不清，每個火也都一樣。不過她相信自己能把煎藥的火候時間把握得不錯，於是每天工作之外就是煎藥，她認真地把一副藥煎三遍，兌在一起，再平均分成六份，分三天喝完。

照醫生說，大概三個療程就可以完全去掉病根，每個療程約是三十天。所以儘管每天都喝得噁心，有時甚至見到這黑褐色的湯就有些害怕，但她還是很有耐心地吃完前兩個療程；只是即便如此，她似乎也沒看到什麼明顯的效果，更糟的是，她還逐漸感到身體有某種難以明狀的不舒服，只是她還是不斷鼓勵自己要堅持下去——說到這裡，她微微地笑了，她說自己也不明白為什麼當初會這麼堅持，但也許人們都是這樣看待中醫療效的：要時間、要耐心；她當時也想相信醫生告訴她的那些話：因為體內濕毒太重，排起來不容易，所以必須要花時間慢慢調。

於是，她堅持到了第二、第三個療程，醫生告訴她，按君臣輔佐的原則，又添了兩味君藥（主藥）。她自己雖然一點也不懂、一點也記不住那些藥名，但彷彿有慣性一樣仍是天天吃；這或許是由於心底的那份期盼，希望那些傳說中的中藥奇蹟也能應驗在自己身上吧！

可是，那種不舒服和疲憊的感覺卻逐漸加重，身上的「濕疹」時隱時現，胃口更是變差，體重也輕減了些；直到有一天，在步伐越來越重的情況下，她才突然注意到自己的小腿有些腫脹，而隔天早上她還發現自己的眼瞼也有些腫。她直覺到有點不對勁，而且認為這和自己那種莫名其妙的不舒服有關。她第一次感到一點緊張和害怕：**中藥不能這樣盲目吃下去了！**

■

在吃中藥的那段期間，她學會上網。但網路上的說法卻把她弄得更糊塗，讓她一會兒感到自己可能沒什麼問題，一會兒卻又覺得問題很嚴重；再加上她還在網路上找到其他的中藥偏方——一切對她來說就像進入一個原始森林後迷了路。

不過她畢冷靜又有頭腦，沒有被這些這五花八門的資訊所淹沒，並且意識到自己的下一

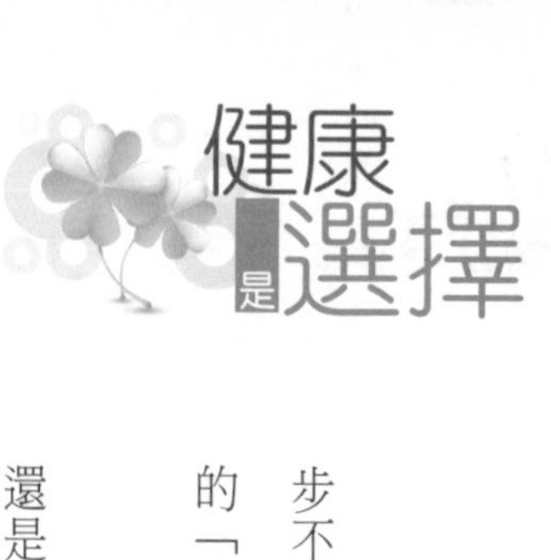

步不應該再是盲目的治療，而是要從頭來檢視自己的身體究竟發生了什麼，到底是不是單純的「過敏」、「濕疹」？於是她尋找了第三個醫生的協助。

第三個醫生一開始就非要她做各種過敏源測試，儘管她強調自己才剛做過不久，但醫生還是堅持要從這一步開始。這次一樣沒有結果，而這位醫生則推薦她到另一個皮膚病專科醫院再做各種相關的檢查和治療——但事實上，此時的季女士已經在直覺上認定，自己遭遇的可能並不是一個單純的皮膚病問題，而且強烈的希望能夠直接做各種內臟方面的檢查——只是這個醫生並不願看到病人自己給自己「看病」，他不想聽到病人自己提什麼方案，更不喜歡病人和自己平起平坐地討論病情，他或許在心中認為：病人又沒有學過醫學，憑什麼和醫生爭論？

■

於是，季女士求助於第四位醫生。

季女士說，這位醫生非常痛快，還沒有聽完她全部的講述，就把她要求做的和沒要求做的一律開了單，前前後後檢查了快一個月，從中也的確發現了問題：肝、腎功能都有著不同程度的問題，特別是肌酐值超出正常值一倍多；而另一系列的檢查中，初步確定她是系統性紅斑狼瘡，這真是晴天霹靂！

儘管季女士當時對此病還沒有全面性的認識，但光聽名字就已經感覺到害怕。而**更讓人感到澈底心涼的是醫生「判刑」一樣的專業鑒定**：「現在也沒什麼好辦法治，就這樣拖吧！」當時的她，簡直不敢相信這是醫生說的話，但聲音確實是來自眼前這位看著自己卷宗的白袍醫生！

她告訴我，當下自己一句話也說不出來，不想問什麼、也不想聽什麼，醫生說要給她開藥，她客氣地謝絕了，因為她還保留唯一的一絲冷靜：既然這個醫生是按照「絕症」來開藥，那麼自己不吃可能還比較好！

出了醫院，外面冰冷的空氣讓她清醒了一點，走在街上，看到車水馬龍的景象，她心想：「難道我要和這個世界告別了嗎？還不到四十歲，還有很多人生還沒展開，上天不至於對我那麼不公平吧？」季女士對自己說：「**我應該珍惜生命，我還不想出局，也不該在不該出局時出局，不然首先就對不住自己。**」

明確了「不想出局，也不該出局」的心態，她的內心才開始真正冷靜、放鬆下來，她用了好幾天的時間才不再恐懼和害怕，不再遲疑和猶豫。她說，她永遠不會忘記那幾天的內心煎熬——是的，沒有人是天生的勇敢，人之所以勇敢，是因為戰勝了恐懼，走出了害怕；也沒有人是天生的堅強，堅強不過是戰勝了軟弱。**人應該要保持一個開放的思考和廣闊的眼界，同時也要擁有自己的獨立思考；內心雖然懼怕，但我們應該用懷抱著的希望戰勝懼怕**——這是聽她娓娓道來後給我的啟發，也許這就是季女士用來戰勝自己恐懼的根本態度。是的，她不會不負責任地讓自己被疾病擺佈，更不會隨隨便便讓生活就此止步。

■

第五位醫生姓程，是一個讓季女士非常感動的醫生。

她的確沒有白花錢掛這個號，也沒有白花時間等待這個機會；根據季女士的講述，這個醫生既有著職業的冷靜，又依然保持了醫生的良知和責任感，總之，季女士從他的眼睛裡看到了希望和溫暖。

問病的過程中，他先讓病人講述自己的病症和感覺的發展，然後不時地問些問題。最後，他給她解釋了目前治療這種疾病的巨大挑戰，包括治療的作用和副作用；接著他指出，對於控制病情、延緩其發展仍是有可能和希望的，但這需要她配合治療、充滿信心，一有什麼情況都要及時和他聯繫。

一年多的求醫路上，她覺得這次終於真正找到了優秀的醫生、終於感受到醫生的關照。季女士找到了希望、感到了生命的可能，或者可以這麼說吧——她的希望之火終於被點燃了！**是的，醫生有著足以改變一個人命運的力量，受人尊重的醫生擁有如履薄冰的謹慎、胸有成竹的醫術、深厚的人道主義關懷，這些正是病人的依賴、寄託和希望！**

儘管程醫生的人道主義關懷、認真可敬的態度都消弭不了醫藥治療的副作用，但碰上這樣的醫生，是鼓勵病人堅持認真治療的重大動力之一。季女士認真配合、按時服藥，也吃了一些消除副作用的中藥，但隨著時間的推移，副作用依舊越來越重地襲擊她：頭暈、嘔吐、昏睡和惡夢不斷。為此，程醫生持續改換不同類型的藥並調整劑量，每換一次，病情多少能和緩下來，而且儘管皮膚上的症狀依舊反反覆覆，但總的來說是不斷在改進中。

但這不斷循環的過程中，副作用一直的出現讓人難以堅持下去，總是有不得已要停下來的時候；而且儘管有在服用一些中藥保肝護腎，但功能逐漸下滑，於是她詢問醫生：「要如何才能既治療，又讓副作用的危害減到最小和可控制的範疇？」醫生很坦率地告訴她：他也

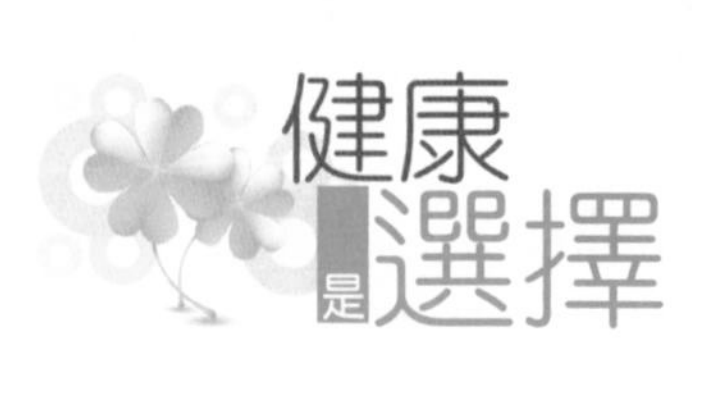

已經為了這個問題探尋很久，至今也尋不著答案……而經歷了漫漫長路的季女士，當她遇到這個十字路口時到底該往何處去？這便是季女士自己應該回答的問題了——**只有自己知道自己要尋找些什麼**。

■

「久病成醫」，對於季女士這樣的人來說還真是千真萬確！

在看了她所能找到的所有關於系統性紅斑狼瘡的各種資料後，她知道自己的所知還是有限，儘管有找到很多專業研究，但那實在超出她的理解範圍；不過，至少她從這些資料中明白到：一切或許肇因於自己的免疫系統出了嚴重問題。

但是知道了又能如何呢？她不可能去埋怨父母的遺傳基因給了自己一個過分敏感的免疫系統；而本來一心想依靠醫生為自己治好疾病的期待，如今也要畫上一個大大的問號。所以，到底該怎麼做？

所幸，她從各種有關免疫系統的資訊中，終於發現了陳昭妃博士的營養免疫概念，她像是看到了深邃隧道盡頭的光亮，興奮，又有點莫名的害怕；然後，她又發現了許多新名詞：

抗氧化劑、*植物化學成分……等。最後她在《健康的真相》一書中找到了實際使用營養療法的例證，這次她終於看到希望的曙光，營養療法對她來說神奇得令人不敢相信，但卻又並非不可信！雖然她的中醫治療沒有效果，但她依然覺得以身體調理為主的治療方式是有道理的，而營養療法聽起來似乎正和這個道理一致，於是她認定：營養療法是自己的下一個醫生。而更讓她受到鼓舞（甚至感到意外）的是，程醫生很贊同她試一試！

一個是勇於開拓的醫生，一個是有勇氣去主動嘗試新事物的病人，兩位都讓我肅然起敬。有什麼比人的智慧、胸懷和悟性更讓人尊重呢？

在一個很多人都選擇放棄的無奈境地中，他們肩並肩地一起向前走，我為能加入他們的探索、能助他們一臂之力、能與他們為伍而感到高興和驕傲，自然也不免更加兢兢業業。

我為季女士解答問題、解除疑惑，告訴她營養療法和食療、食補（養）的區別與其各自的限度，並為她制訂方案、說明可能出現的問題；同時我也與臨床醫生配合愉快。處方藥按

*植物化學成分：Phytochemical，又稱為植物生化素，簡稱植生素。植生素是一種存在於植物內的天然化學成分，通常指那些可影響人體健康的物質，但有時也可能是指必須營養素。

一半劑量服用後，季女士在第一個月內對營養療法的反應比我預料的強烈，四肢皮膚的疹子變成塊狀，非常紅腫，充滿一層有點黏的液體，一癢，輕碰一下就流出來了。我沒有見過如此劇烈的皮膚反應，不由得稍微擔心起來；但使程醫生和我感到放心的是，除了皮膚的難受，她原來的沉重、疲倦、頭暈、噁心等症狀反而一點點地減輕。

而且更讓我和程醫生感動的是，季女士反過來還不斷地安慰我們，要我們不要太擔心，她說：沒有什麼事是一定過不去的——好一個通達和堅強的人！上天如果仍要和她過不去，就太不公平了！

大約一週後，塊狀物開始變紫、發乾、脫皮；約兩週後，留下新生的、很嫩的皮膚。顯然，原本那種對舊有皮膚侵害的力量已經逐漸消失，當那些因某種原因而非常缺乏的元素逐步補充進體內後，生命開始展現奇蹟——疹子↓紅腫斑塊↓流液體↓變紫↓變乾↓脫皮，這個循環每次間隔一兩個月，共發生四次，一次比一次輕——這就是生命在得到它需要的資源後，按自身規律而修復的奇蹟！

從那之後到如今已經有一年多了，季女士的病沒有任何惡化，腎、肝功能都有一定程度的恢復，紅斑狼瘡的相關指標也都有所改善。一個細胞從開始的病變到真正發病的過程很長，那麼又是否能一步一步地澈底修補回去呢？營養療法是我們新的希望，儘管路還很長，但我們大家都應對這條充滿無窮潛力的路懷抱期待。

季女士對自己生命的積極探索，讓她找到了另一個醫生、另一種方法，給予自己一個新的生命！歷程！人，並非完全不能掌握自己的命運！

不過，這中間發生了一件令我感到悲哀而又不得不提的憾事……

後來，那位程醫生因參與季女士的「另類療法」而遭受指責，最後沒有再被續聘；但他並沒有任何抱怨，而說：「朝聞道，夕死可矣。」接著他還笑著說：「醫生，醫生，我們的目的就是要儘量讓病人再生。不管怎樣，不斷找最好的東西是最重要的。」對從小就喜歡醫學、尊重醫生的我而言，他是最值得敬佩的醫生之一，是一個充滿智慧、能思考、有傲骨，但並不傲慢的醫生！他付出了作為世界開拓者的代價。

無論是從職業的角度、還是做人的角度，程醫生是位偉大的醫生，而季女士則是位偉大的病人。他們對生命充滿了尊重、熱情，他們是讓我非常尊敬的朋友！

最後，再來看看馬女士的故事。

馬女士比季女士年長十歲，卻似乎沒有季女士的幸運，她是一個在二十世紀五〇年代末長大的優秀人才，由於要強、活躍以及幹練的能力，她當上高層的公務人員，生活地如魚得水。

據她自己得意的回憶說，她吃盡山珍海味，十年之內甚至沒有在家吃過飯。難以想像有人能有這樣的「好胃口」，或有這樣執著於工作的奉獻精神，能陪自己的工作或交際對象吃上十年的飯。

然而，自然規律總是不變的常勝軍，人體的承受能力總是有所限度，而腸胃更是人體營養攝取的第一關。隨著腸胃衰退所引起的連鎖反應，不知不覺間累積了許多，最後導致她遺傳因子中的弱點在還不到五十歲時就瞬間爆發出來：體重指數達到二十七～二十八；肝、腎功能都發出警告；膽結石；餐前血糖超過二十，血壓在不穩中上升；心律不整；乳房纖維化；另外，除了原本的高度近視外，現在更加上了視網膜黃斑脫落所引起的視力衰退。

馬女士經濟條件優渥，認識人脈相對較廣，比起季女士的漫漫求醫路，她的求醫路更長、更遠、更寬、更平順。她幾乎跑遍所有知名醫院，找過所有能找到的知名專家，甚至

還有民間的「神醫」，得到很多的評估、建議、治療方案；但所有的不辭辛勞卻沒有多大進展，除了膽結石因急性發作而不得不手術處理外，其他的問題都沒有任何結果。這也許是她覺得自己的生命太寶貴了，不放心交給任何人。

馬女士或許是個懷疑論者，儘管找了那麼多醫生，卻哪一個都不真正信任；只是她自己卻也沒有相應的思考能力和悟性去判斷擺在眼前的各種答案，找不到真正可行的路。所以，她從未認真地執行過任何一套治療方案，屋裡櫃櫥雖然有著成堆的藥和成箱的檢驗報告，但她還在繼續尋找，她幻想著滿意的醫生、完美的醫療方法、或是神奇的靈丹妙藥。

只是，科學的發展總是不盡如人意，不可能完美回答身體的所有問題，她的等待，最終只換來遺憾——**科學的發展比身體疾病的發展要慢得多，而社會對科學的認識更是遠遠落後於科學自身的發現；要等到生命科學把一切問題都解決了再來享用其結果，恐怕不是「現在」的人所能指望的**——每一個時代都有其侷限和優勢，問題在於：每個人要如何去把握這個限度，如何利用時代的優勢來解決問題。

當代的生命科學遠非完美，科學也總是同時扮演著天使和魔鬼的兩種角色；但不管如何，科學家們的貢獻相較之前已有了長足的進展，端看我們是否能夠充分利用這些成果。像馬女士這樣由代謝所引起的各種綜合症狀，其實大有可能在症狀還沒完全發展成器質性病變前，透過營養療法得到調理並逐步恢復，或者至少，能使各種疾病不再惡化、極大地減緩其病變——只是很遺憾的說，馬女士因為自己的猶豫，使得她的身體沒有得到應得的照顧，錯失了可能的結果。

在我的工作日誌中，踏上漫漫求醫路的人還有不少，而從馬女士和季女士的例子中，讀者可以看到：**「結果」的關鍵，在於每個人本身持有的態度、眼光、判斷能力和知識，或許還要再加上一點點幸運吧！**

第二篇

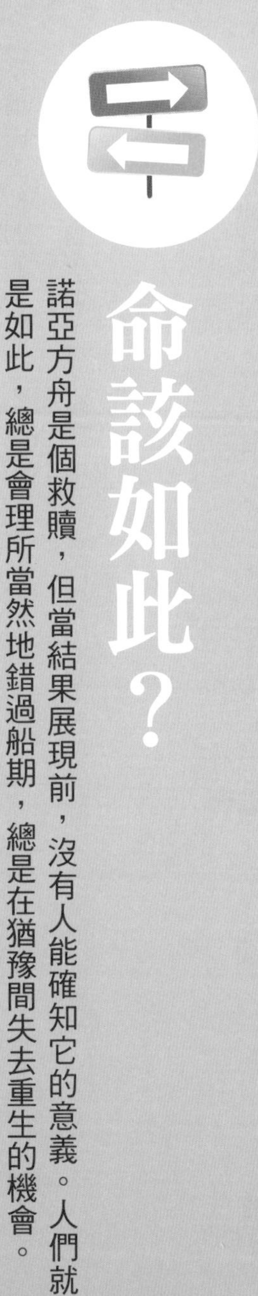

命該如此？

諾亞方舟是個救贖，但當結果展現前，沒有人能確知它的意義。人們就是如此，總是會理所當然地錯過船期，總是在猶豫間失去重生的機會。

三十八歲的景老師已經結婚快十年了，妻子是個基層勞工。景老師有知識、愛學習，而從他與我的通信中還可以知道他虔誠地信奉佛教。結婚時，他在鄉下的家裡蓋了新樓房，裝修的很是漂亮，對生活更是充滿展望；不幸的是，在婚後的十年中，他們家有九年都走在漫漫的求子之路上而一無所獲。由於雙方的家族史上都沒有不孕的情況，所以，是因為裝修房屋時的化學塗料中毒？抑或是早年子宮外孕的後遺症？他們一直找不到頭緒。多次的檢查結果都顯示，他們應該沒有導致不孕的器質性問題：景老師的精子活躍程度正常，妻子的月經也如期無誤。那麼原因到底是什麼？

他們走訪所有的大小醫院，中醫、西醫、密醫通通都嘗試過，可是依然得不到結果。最後，考慮到他們的年齡，以西醫的手段來說就只剩下最先進的人工授精和試管嬰兒這個方法了。只是儘管醫生們積極主張，但昂貴的費用還是讓景老師夫妻望而卻步。

■

在我的工作日誌中，像這樣找不到原因的不育症有好幾十例，他們因為無法判斷怎樣的方式才是最佳的解決辦法，於是可能在不知不覺間就錯過了改善的機會。二十世紀九〇年代後，有很多沒有器質性問題、卻因功能性問題而不能懷孕的人，無論是在最佳生育期（二十到三十歲）、適當育齡期（三十到三十五歲）、還是在高齡生育階段（三十五到四十歲），各年齡層的不孕比例都比以往三、四十年間增多許多，同時第一胎的自然流產率也較高。

相關的統計資料不斷地發佈，每個有關單位都想要找到確切的原因。但生命科學的任何一個領域——無論是微觀的研究和觀察，還是宏觀的統計和追蹤——都需要巨大的資料庫、需要時間，因此目前還無法找到最適切的答案。

可能的原因有許多，例如：由於平均生育年齡推後導致卵子和精子不在最旺盛期；因為食品過度加工帶來的「人造」成分；環境污染造成的水、空氣、食品的品質下降；人體攝入營養的偏頗；這一代人生活方式的改變；現代化生活的壓力；過度和不恰當的使用避孕藥……等，都可能是導致不孕的原因，而其中尤以後者這些生活型態的改變所造成的影響，或許更是其中最主要的影響因素。從猿類進化到人類，期間經歷了漫長的歲月；但從人類形成至今，由於生活環境的劇烈轉變，其基因的自然變異速度已經完全無法適應外界的改變。特別是十九世紀末工業革命後所帶來的科技發展，人類的衣食住行發生極大的變遷，人類的生命因而遭到巨大的衝擊——人體細胞求生存的變異，就像那些在求生存中不斷變異的細菌和病毒一樣，很難捕捉與理解，一點點因素的改變（也許就是幾個元素的補充與否、也許就是一個反應是否順暢進行）就會產生完全不同的結果。

生命的歷程很多時候像骨牌一樣，一個小小的連接出了問題就會導致全軍覆沒。不過問題也就在於：**我們很難發現一連串的生命活動中出問題的究竟是哪一點、哪一瞬間，因此往往只能從整體、系統上來推論和解決問題**。例如，男性精子活躍率在三十歲後普遍下降是一個基本共識，而在研究不孕症情況增多的調查中發現到，除了活躍精子的比例問題外，同時亦存在著精子品質的問題；從顯微鏡下可以觀察到，精子有沒有足夠的力量頂破卵子外膜進入實質的授精過程，正是一個關鍵。而目前的研究更顯示：缺乏足夠鈣元素的運作，這一過程就會實現不了——**一個小小的鈣元素就制約了一個生命的誕生！**這不僅是外行人難以理解，即便是研究生命科學的專家也同樣感到不可思議！

■

現代營養學和營養療法，更多時候是依照人體整體的生長需要，再從全面補充營養的角度給身體提供需要的幫助；因此他能對這些無器質性問題的功能性不育症患者，提供一個人工授精之外的選擇，而且其有效率總體竟能達到近百分之八十五！依年齡、體質等眾多因素，快則二個月，多則九個月即可見效。

只是，這個幸運並沒有發生在景老師身上。

我和景老師討論了各種問題，包括營養療法的程序、配方，還有可能達到的各種效果。根據以往的大量資料參照，我評估，他們夫婦至少應有百分之八十的懷孕機會；對此我充滿信心，希望可以讓他們在多年奔波後，終於能有個歡喜的結局。

只不過，儘管營養療法的花費相對較少，但對於原本就不富裕，更因多年求醫而耗費掉大筆積蓄的景老師夫婦而言，仍然是個負擔。他們坦誠的向我表示了經濟上的擔憂，畢竟對於一個鄉下地方的老師來說，這不是一筆小數字。於是我們幾個朋友積極籌集，仔細算了又算，為他們準備了九個月（這是根據以往不孕症案例中見效所需的最長時間）營養療法的一半費用——這是我們這群朋友們所能做到的最大努力，至於剩下的另一半相信以他的能力是可以想辦法解決的。然而，出乎我們意料之外的，景老師對於我們所籌集的一半費用多少有些失望，他原本似乎指望眾人能幫忙負擔全部的費用。最後，他居然放棄一試這最安全無虞、非常有潛力的科學選擇，放棄了他九年的夢想。

在這裡，我不打算再多講其他因使用營養療法而實現受孕願望的人的故事，他們的經濟狀況不盡相同，大多也並不富有，但他們有一個共同的特點——**他們把獲得夢想的責任建立在自己身上**——朋友的建議和科學指導，對他們來說已經是最寶貴、是無法用錢來衡量的幫助了；相較於此，景老師的情況或許是一個我所遇過最令人遺憾的案例。景老師說：或許他命該如此——是的，世間最容易的一件事就是把一切歸於天意，逃避自己「沒有把握住機會」的責任。

如果說世間真有救贖的諾亞方舟，那景老師他們是有過機會能踏上船的，只是他們自己選擇了「擦肩而過」！這種遺憾，或許比他們盲目的奔波了九年還來得不幸。如果說，機遇可以改變一個人的命運，那麼更根本的癥結點就在於「態度」——**態度的改變可以讓人們不會錯過機遇**。一切絕非命該如此，而僅是因為他們的眼光就只能看到如此遠罷了。

天助自助者；不自助者，天也無能為力。這一信條，是來自生活的真理。健康真的不是任何人的恩賜；**獲得健康，是自我選擇的結果！**

第七篇

什麼是貴？什麼是便宜？

健康是一種價值觀，學會看清金錢與健康的天平。

二〇〇六年八月，四十二歲的她，頭髮卻已經有了些花白，臉上的皺紋似乎與年齡不相稱，頭上像套了件大衣服般形成自然褶皺。但她的眼神很自然鎮定，並沒有什麼沮喪。

我們坐下來交談。她，像許多在餐廳工作多年的人一樣，首先衰退的是腸胃和骨骼系統。這兩個系統的問題是直接相關的：**消化系統是攝取營養的第一道關卡，沒有一個健康的消化系統，吃進的食物就沒辦法良好的消化和吸收，骨骼的營養供應也必然受影響**；而廚房的工作更意味著潮濕、油煙、長時間站立，對身體的支撐系統是一個巨大的挑戰。

卞女士像其他相似情況的人一樣，過早地就腰酸腿疼，不過這同樣也是一種幸運，因為很多骨質密度的問題在最開始是毫無症狀的——她有了這些症狀，而且她也意識到這些警訊，只是問題的發現還是過晚了些，經過多種檢查後確定，雖然她才剛進入更年期，但因為她退化得過早，骨質密度已經像一個六十五歲的人了！從她的家族病史來看，這應當是後天的不良生活習慣和先天的不足綜合在一起的結果——不過一切並非已然無法挽回，畢竟她也才剛步入中年，配合現代臨床醫學以及營養療法，再加以適當的柔韌性與力量的鍛煉，按目前的一些臨床案例而論，應是能讓骨質密度有所回升的。

卞女士不是個沒有知識的人，對我們反覆討論的方案亦能夠理解，一開始，她也贊同其中的道理。只不過三天後，她打了通電話來，說暫時不考慮這個方案了；她也不忌諱地告訴我說，因為她的家庭醫生可以開另外兩種骨骼營養補充劑給她，而其中鈣片一粒的含量就是六百毫克，依照我們先前討論的結果，一天吃兩次就夠了，同時這也能讓她省不少錢。至於其他需要的幾種營養素，她覺得應該能在藥妝店買到更便宜的選擇。

而歸咎起原因，主要是因為她目前正準備買間大一點的房子，每個月的房貸要多出五千元，再加上還要買新傢俱，如果自己還要每個月還要多花一千元買保健食品，經濟上就有點太緊了。她很真誠地問我：「你看這樣，我的骨質密度多少也能恢復一些吧？」我沉默了一會，不知如何回答，或許有的時候不回答才是一種更好的回答吧。但我終究還是說出了自己的看法：「卞太太，老實說，你的問題我沒有答案，因為我不能估計我不瞭解的東西。只不過一片鈣片含六百毫克鈣，那麼不知要做多大才能含那麼多的鈣？」這個問題太過專業，我問的也太過突然，不學化學的人根本不可能明白我在問什麼（我可能也只是在自問自答）。

她當然也不知道我問的是什麼意思，只是告訴我說：「先試試吧！」

我知道，沒有必要去爭論什麼，她正在為一間大一點的房子傾注了所有心血，而我沒有權力去教導別人如何支配自己的收入，一切都是她／他們自己的決定；畢竟每個人花錢都有其所追求的目的，越是辛苦掙來的錢，一般人越是要用在最嚮往的東西上——換句話說，**她並沒有把自己的身體健康放在首位**。當然，或許這樣一個外行人也很難理解**營養保健品的品質有「食品」和「藥品」兩種製作標準上的區別**，但這些話也只有當她想聽時才能聽得進去。

是的，有了積蓄、有了溫飽的生活後，大多數人接著想到的恐怕就是投資房子、車子、以及更舒適的傢俱……道理很簡單，因為這些投資，都能立即看得見、摸得著，會讓人有一種巨大的成就感和滿足感。更何況，理財專家也常常告訴人們，房地產永遠是最可靠的投資，買房置地，這幾乎是人類自古以來最根深蒂固的夢想。

但如果談到要投資健康，不少人就只會想到醫療保險：有病時能用保險看醫生正等於投資了健康，而沒病時也代表自己很健康——至於真正的健康，這個身體內部一個看不見的運作過程，根本很難和「大房子」這樣眼見即得的即刻回報相媲美。

再說了，有些人早就習慣身體的不適，另有一些人則是一有不適就吃點藥。至於花錢保養自己這件事，在多數人的腦子中似乎根本就是一種奢侈。這些人或許很少問自己這兩個問題：**什麼叫真正的健康？如何讓自己得到最大的健康？**

在清點財產時，人們往往很少清點健康，甚至像卞女士那樣身體已經出現大問題的人，多半仍舊不會把健康當成財富來清點。他們根本忘了一個基本原則：**有了健康不見得有了一切，但沒有了健康，就沒有機會再去擁有一切！**

■

事後，我給卞女士打過兩次電話，希望瞭解她身體的病痛是否至少有所緩解，但她似乎因忙著佈置新家而忘記了病痛，從沒接起我的電話，因此我無從得知她的病情。

二〇〇八年二月，我意外地接到卞女士的來電，她告訴我，這一年半的治療根本沒發揮任何的作用；後來由於疼痛加劇，她又做了相關的各項檢查，而遺憾的是，她的骨密度不僅沒回升，反而持續惡化，從曲線上甚至可以讀出她已可歸入六十六到六十七歲的區間。這個下坡路走來似乎又快又急！最後她因為開始感到工作無力，因此決定要和我再談談。

是的，她也開始擔心，辛苦攢下的家業自己也許沒有辦法好好享受了。再次面對面，我看到的是她著急和擔心的眼神，還充滿了埋怨：「為什麼那些保健品不管用？」不過，她自己也承認，她並沒有乖乖的吃處方藥，因為她還是嫌貴，同時又覺得能不吃藥就不吃。

這次我幫她分析了她的疑問：「為什麼那些保健品不管用？」我告訴她，除了配方上的巨大區別外，營養保健品的不同生產品質標準是至關重要的；而針對骨質密度的複雜問題，我告訴她，鈣的代謝在所有礦物元素中是最為複雜的，並非單純的補充鈣就能解決所有問題。

至於價格、品牌等問題，我也開誠布公地談了我的看法：**最重要的是「物有所值」**——任何東西都有其成本，任何商業運轉都需要成本核算，所以我們固然不能相信那些打著天價的「靈丹妙藥」，但對於那些便宜卻讓人搞不清楚成分是什麼的東西也要抱持著警覺心。關鍵是自己要用心傾聽相關的資訊，辨析其中是否真有道理。

另外，我也對她說，**雖然吃處方藥多多少少都有副作用，但只要能掌握一個限度，按她的狀況，該用的時候還是要用；處方藥和營養療法的相互配合，缺一不可，而二者配合也能令副作用在一定程度上得到減輕和控制。**

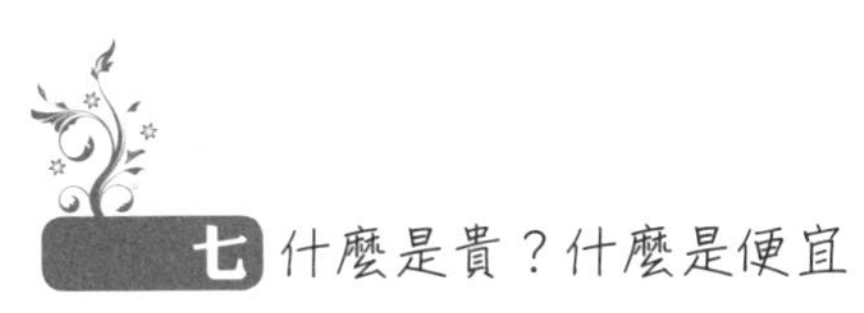

最後，我委婉地勸戒卞女士，希望她以後一定要重新衡量金錢和健康的天平，至少要把投資健康和其他投資看得一樣重要——是的，人類天生就有個壞習慣，我們會以住的房子、開的車子、穿的衣服和擁有的其他物質財富來衡量一個人的尊嚴和價值，這似乎既最簡單、又直觀；雖然能真正擺脫這種潛意識的人並不多，但問題或許就在於自己被這個觀念囚禁的多深，是否超出了限度。

卞女士在自己身體疼痛加劇、狀況惡化時終於清醒了過來。可是我也看過其他幾個相反的例子，那些人為了換一個大一點的新房子，不顧自己身體的疾病（或不顧家人身體的的疾病），在完全在不考慮健康，以超出自己能力負荷的情況下，致力追求物質財富；這些人之中的一部分人，在得到財富後是躺在床上來享受一切；而另一部分人最終則以生命為代價來換取自己用不到的財富。

說起來，這真是一個巨大的諷刺、巨大的悲哀：**生命本身居然不是人們心中的第一財富！**

■

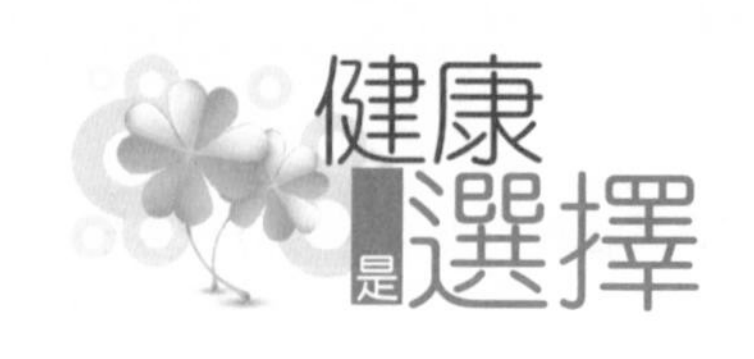

人非聖賢，孰能無過。人在摔了一跤後如果就能清醒，也算是值得驕傲的了。卞女士正是這樣的聰明女性。之後，她把處方藥與保健品相配和使用，同時將工作從七天減少為五天，學習瑜珈，開始給自己和家人做些相對健康的家常便飯。隨時間的推移，她逐漸感覺到體力好了許多，身體不再像個大麻袋那樣沉重，輕快不少。

一年多以後的檢查結果顯示，她的骨質密度又回到了六十五歲，這使她信心倍增！畢竟，從骨質的變化上來看，她雖然耽誤了三年的時間，但畢竟才剛滿四十五歲，一切仍舊充滿希望，她還有機會擁有更美好的生活！

第八篇

計程車司機與他的車

知識帶來改變生命的契機，而態度卻是掌握知識的關鍵。

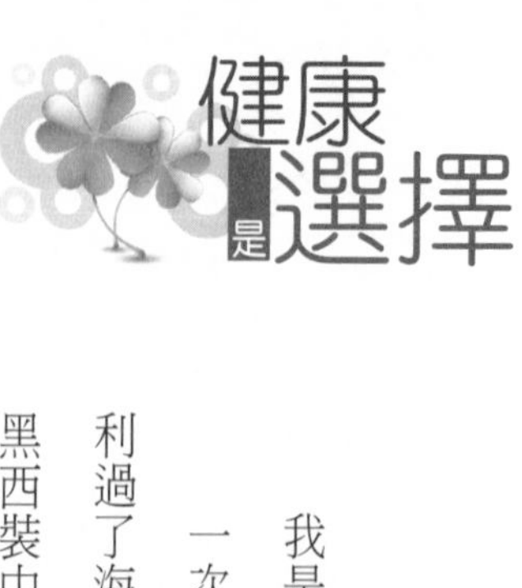

我是在北京機場認識老張師傅的。那是二〇〇六年的初春。

一次，我從北美飛抵北京，飛機提早一個小時到了，才六點多一點。天還沒亮，我就順利過了海關，朝著航廈大樓外的計程車招呼站走去，剛走出自動門，一個穿著有些不得體的黑西裝中年男子走上前說：「請問您要車嗎？」聽起來是口很得體的北京腔。我抬頭，沒有直接回答，而是順便問：「您看計程車站走這個門對嗎？」他直截了當地說：「您如果要去招呼站等車，可能還要等一會時間，而我剛好送一個人來，現在正要回城裡。我可以算妳便宜點，不用付機場路口的錢。」

不知是為什麼，或許是因為多少聽過一些非法營運的計程車故事，我本能地拒絕了，我客氣地說：「我還是去計程車站，我的路很遠，不用麻煩你了。」話說完，我就開始思考起要從哪走可以到達計程車站。

不過「路遠」可能倒是吸引了老張。他跟著我走，幾步之外就是他的車，他指給我看，一輛擦得很亮、很乾淨、黑色、端莊穩重卻有點笨的標準轎車。只是，上面沒有任何出租的標誌？

安全第一。雖然每年都會回來探望家人，但多少對北京已經有些生疏，我覺得還是去排隊等車較好，畢竟那裡至少有工作人員維持秩序。但那天畢竟過早，就如老張所說，還沒車。

「看來要有勇氣坐『黑車』了。」我心中默想。一回頭，老張師傅就在身後，他說：「你看，你還要等不少時候，就坐我車走吧！」我又一次瞟了老張師傅一眼，直覺告訴我他不是一個壞人，也許不過是借載送上級的機會順便給自己多賺一點錢。我猶豫間便把兩個行李箱交到他手裡，帶點無可奈何地坐到了車上。

上車後，我環視四周，想找到一點我要的「證據」，來支持自己的直覺；同時萬一發生了什麼，自己多少也要能說出個概況。當時的第一印象是：這輛車保養得真好！

老張師傅可能也看出我的心思，打開車上的小儲存盒，拿出他的司機執照，告訴我他的車原來屬於某汽車公司，現在也還歸這家公司旗下，他們每年都固定執行兩會期間接送各地代表的任務（他還把專給代表開車的證件也給我看了），除了這一類固定的公務，他們也做類似包車、計程車這一類的業務，但不掛計程車的標誌。看來他們也還算是半個公家人員？

他看我放鬆了些，才又說：「你的緊張和小心是對的，說明你有腦子。如果在這種情況下你滿不在意才讓人為你擔心。」透過這句話，我找到了一種對直覺的肯定，知道老張師傅

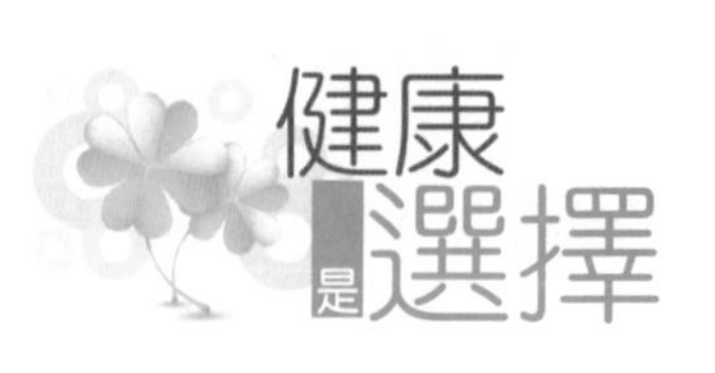

不是個想敲詐錢財的人。我的心才真正放了下來。

一路聊天，感覺老張師傅不僅車開得穩，也是個認真負責的人，對自己的工作很敬業，而且對許多事情都頗有一番見解；計程車司機一般因閱歷豐富，多少有點油滑，但他似乎沒有這個特徵。等到了我父母親住的大學院內後，天也快亮了，他二話不說，就幫我把兩個行李箱搬到樓上。

送他下樓時，也許是職業的習慣，我發現他氣喘的程度似乎與他的年齡不相符，於是我趕緊又上樓倒了一杯溫水給他。在晨光中，我才仔細看到，他的臉色非常不好，相比他那保養得那麼光亮的車，他的臉卻一點光澤都沒有，灰撲撲的。是因為沒有睡覺？應該不是，那應該不至於。

他遞給我一張名片，說如果我還要去遠一點的地方，特別是去機場時，可以再叫他來服務。只要提前一天訂就可以了。

■

兩三天後，我要去機場接朋友，而老張師傅恰好也方便，於是我又請他和我一起到機場

去一趟。由於第一次就注意到老張師傅本人臉色的灰土無光澤，我這次特意留意了他的臉色：還是一樣的沒有光彩，黃黑、乾癟，像是長期熬夜的人，又像是長期沒吃好飯的人。我的「職業病」自然促使我問他一連串的問題：睡覺、吃飯、工作、家務、孩子……而老張師傅也把對工作、家務、老伴、孩子等一項項都說得有條有理。以他這個歲數的男子來說，能把家裡家外都講得如此清楚還真是難得一見——毫無疑問，他是一個值得尊重和敬佩的好父親、好丈夫，也是一個好司機！

不過，當話題一談到他自己的身體時，他卻輕描淡寫的匆匆帶過。進一步追問，才明白，**他已經把自己身體的一切不正常都當成了正常**，認為他的一切健康問題都是一個計程車司機和一個快六十歲人的「正常」情況：他長期開車造成的腰肌勞損、關節僵化、腸胃功能紊亂，以及因長期處在噪音和廢氣中導致的鼻炎、咳嗽……等。問他檢查過身體沒有，他說沒有必要，他覺得自己還不錯，極少請病假，最多是多吃點藥——我想，老張師傅可能真的不知道自己的身體其實還有其他路可走，人到中年並非「只能如此」！。

他笑著說「土埋半截了」，我回道：「五六十年前，你說這話可能一點也不錯，但現在醫療技術提高了，剩下半截的路還得好好過！你看看，是不是活到八九十歲的人越來越多了？」他說：「你說的一點也不假，坐我車的人八十上下的人很多，九十的人也不少，就是，人越活越長了。」我說：「所以，你別以為土埋半截就湊合著過，這樣生活得多沒勁兒。」他說：「那有啥麼辦法，醫生都說五六十歲這樣就不錯了！」

我笑了，說道：「你的車大修過嗎？」他說：「還沒呢，不過我的車從沒有給我麻煩。」我再問：「你平時如何保養的？」這一下可問到老張師傅的專長了，他如數家珍地告訴我他每天出車前後的必要功夫，還告訴我，雖然車不是他自己的，但把車保養好才方便自己工作。

等他稍微停了下來，我接著問他一句：「那你也可以這樣保養你的身體啊！」一句話，可把他給說楞了。他看著我笑了：「那我哪兒看得見我的五臟六腑？我往哪兒上油去？」他顯然也在開玩笑。

機場到了，我一邊等著我的朋友，一邊告訴他說：「你的確看不見你的五臟六腑，人的五臟六腑也遠比汽車的五臟六腑複雜得多，但和汽車能開動是同一個道理──你的引擎要動才能有能量傳輸出去，而引擎要能動，就要有汽油，要有很乾淨的空氣，要有輸油管線、輸氣管線，要有充足的電池儲備。汽油燃燒後，能量要能通過傳動設備傳到車輪，還要能排除廢氣——人體也是一樣的。人活著，要有能量，這些能量是通過吃飯得來，還要有腸胃，肝膽等消化器官把吃進的食物變成人體所需要的、能吸收的營養；心臟要不停地動，才能讓血液流到全身，把養分和氧氣送給全身，再把廢物通過各個管道，如大小便、皮膚等排出。人體和汽車一樣，在於所有的管道要通暢，如果都通了，就應該沒有疼痛和麻煩了。」老張師傅聽完，沉默了好一會兒才說：「這麼說來，人體的道理倒也像汽車跑起來的道理。」

接到朋友後，我一路和朋友講話，也就沒再和老張師傅提起「車和人的運作」。不過有點出乎我意料之外的是，老張師傅是個很有上進心的人，他對「如何像保養汽車一樣保養身體」居然開始認真地琢磨起來。他打了通電話給我，表示希望能知道更多一點，我對這個意外充滿興奮。在我的印象中，計程車司機多半都是閱歷豐富的人，他們對許多事情見怪不怪，或許根本不會認真把我的話聽進去，更不太可能認真去想，但老張師傅居然說一定要跟我談談，而且還說，下一次我用他的車就不用付錢了，算是他的學費。我笑了，我尊重他的真誠、認真和好學。我相信這樣認真對待自己身體的人雖然依然存在，但可能真是不多了。

這之後，我給老張師傅上了三次課，幫他認真地把人體器官與汽車部件對照起來：人體的血管系統相當於汽車的油線、氣線，要通，要乾淨，要柔韌有彈性；心臟好似火星塞、電

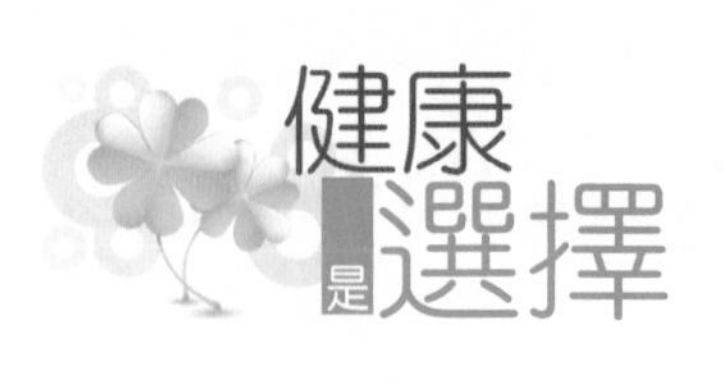

池等組成的電傳導系統，要有適當的節律；而保證身體正常運轉的能量和物質，對於汽車而言是汽油，對人體來說就是分成七類的成千上萬種東西；至於負責管理這些物質不出問題的東西，包含抗氧化劑，從植物中來的維生素、礦物質……等。我盡可能把一切和他熟悉的東西連結在一起，好讓這個外行、只讀過初中的老張師傅，能夠因為自己的認真學習而得到真正的回報與理解。

■

如果說老張師傅起初提出要學習的要求讓我大感意外的話，當上完課後，他立即提出的實踐則一點也不讓我意外了。

他說，他要和老伴商量改善飲食習慣，菜和主食都要多點花樣，減少在外面用餐；他還要依照我的建議，在停車休息時做點健身操，等有空了更要下決心去學太極。至於針對自己目前的狀況以及遺傳缺陷，他也打算要認真吃點科學的保健品。他說，自己先試，有了效果再讓老伴也試一下，好東西可不能只是自己享受。

而結果也沒有辜負了他的期望，見效還比我預料的要快，尤其是他各個關節的僵硬和疼

痛大幅的獲得改善。才一個多月，他自己覺得一下子就能挺起來走路了，輕鬆許多。他非常高興，開玩笑地說：「幸虧那天我把你勸上我的車，不然我哪能長這點見識？」

當我要離開北京時，他還特意囑咐我道：「下次妳回來，一定要提前告訴我，我免費接妳。我還沒交學費呢，不是說著玩的！」他認真起來，就像一個孩子。

以後的幾年，我每年回來都要見老張師傅幾次，他的臉色逐漸變得有光澤和紅潤，不再那麼像乾旱的黃土；而隨著有了水分，皺紋也淺了不少，整個人年輕許多。而用他的話來說：走起路來輕快多了、睡覺沉了、吃飯香了、知道餓了。

二〇一〇年他退休後，還經常參加一個養生協會的活動，說老伴和他一樣，都活得自在多了。他還學會電腦、上網，還要找點義工來做，生活過得相當豐富多彩。

在老張師傅的身上，知識確實展現了力量，與前相較，他現在知道了一種更好的生活方式。**知識之所以能改變他，是由於老張師傅的態度！**在我看來，他的生活雖樸素簡單，但倒是多采多姿，充滿著因為好奇而不斷擴展的波紋。他說過一句很樸實的話：「**無論什麼理由也不能把背對著生活。**」他是真正的面對生活，積極探索新知識，這或許正是他的福份。

第九篇

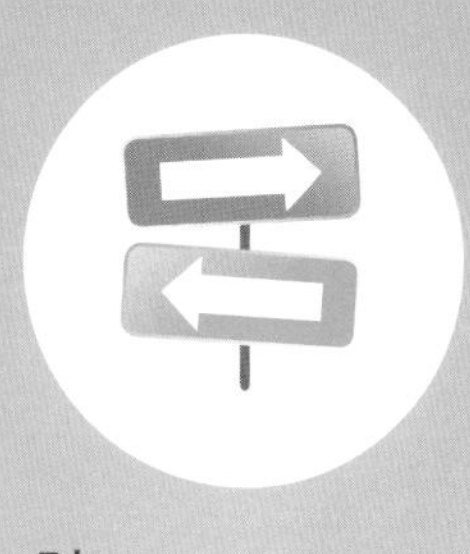

熱愛生命，尊重健康

社會在進步，而人類對自身生命和身體的觀念亦要進步；學會敬重自己的身體，是進化社會中的再一進化。

因缺乏知識，而把自己送到閻王殿後又被放回來的人確實不少。

隔行如隔山，知識確實重要，但有時這也許只是一個方便的藉口。事實上人們真正缺乏的未必是知識，他們**真正欠缺的是對自己身體的愛惜和尊重**。

四十年前，我在青藏高原的格爾木認識了許先生，他是一所中學的英語教師。

二十世紀六〇年代後期，他畢業於第一流大學。不過他和我們這些小幾歲、興致勃勃一路歡歌奔赴邊疆的知青不一樣，他不是自願到邊關的，說得逗趣點，他當年是被發配到這荒涼之地的。這個男子漢一點也不隱諱地告訴過我，他們這群人當初是一路哭到這荒漠的，當時也從沒想過還有離開的一天。這是那個國家、那個時代的悲劇。

是的，也許是這無法訴說的委屈、也許是無邊無際的寂寞、也許是枯燥無味的生活、也許是讀書人沒書可讀、也許是沒能找到交談的朋友……，許先生養成了吸煙、喝酒的嗜好。不過上天卻也不是全然的不公，鄰居為他找來了既漂亮、又賢慧的妻子翠翠——一個名如其人，農村長大的姑娘，看上去充滿靈秀。起初，他像是活過來了一樣，系統地編寫了一套教材，教她一點點地學習文化知識。

但非常遺憾的是，他的妻子不能理解文化的重要。也許這是那個文化滅絕的年代所特有的後遺症吧。每次向翠翠一提起學習她就會哭，認為他是在嫌棄自己沒有知識水準；和學習比起來，翠翠更喜歡每天和一大批農村來的婦女一起打磚坯，當她數著一排排的磚塊時，她很滿足自己能以此掙錢，為此感到驕傲。顯然，這樣的婚姻雖然能讓許先生過著穩定的物質生活，但仍慰藉不了靈魂的寂寞；於是煙酒繼續當著他精神上的朋友，與之相依相伴。

■

一九七八年，中國的社會產生變遷，許先生再次有機會回到大學讀研究所，師從某著名美學大師，研究西方美學；一九八二年畢業後不久，許先生這個研究西方美學的人終於有機會前往西方，不過妻子沒有跟著去。習慣被妻子照顧一切生活起居的他，到了美國後，用速食店取代了妻子：麥當勞、肯德基、必勝客……，偶爾也會用中式速食改善口味。如果有會做飯的朋友請吃飯，那自然是酒足飯飽，飯後再吞雲吐霧一番。

雖然在美國，不少人也都是這麼過活的，但許先生長的是東方人的胃；沒過兩年，他的心臟就給了他警告。只是這次，因心臟不適後所做的檢查結果中並沒有發現什麼大問題，於是他也就不太在意，一切照舊過著他的日子。他大概壓根兒就沒有想過：自己的身體是否能適應這樣飲食模式？身體應付那些高能量、高油脂、高糖、高鹽，但低營養的食物，該有多麼艱難？

另外，儘管他早就清楚了吸煙和過度飲酒的害處，可仍是經不住誘惑，下不了決心拋棄這兩個陪伴自己幾十年的「老朋友」。

二〇〇三年，返回中國五年後，他的身體在長久的默默掙扎後終於支持不住了，他的心臟在沒有任何先兆的情況下發生嚴重的心肌梗塞，他被送進住家附近的一所醫院。在他被推進手術室之後，主治醫生和他的妻子翠翠「談判」，沒有多做解釋，就只告訴她：如果不給他丈夫裝三個支架，就無法保證她丈夫的生命——在這種情況下，不要說三個支架，就是醫生要求十個他妻子也會答應。可惜的是，雖然這三個進口支架在當時要價近百萬元，可不過十幾天，就已經有兩個脫落；醫生當時不僅沒有做任何解釋，居然還建議他再裝！他後來對我回憶這個惡夢時說：「**我躺在手術臺上的一瞬間，感到自己就是一塊任人宰割的肉，沒有任何一點抗爭的餘地。不過，也就是在這一瞬間，讓我從此戒了煙和酒。**」畢竟，他見了棺材還會落淚，還願意亡羊補牢。

出院之後，妻子精心的照料他。翠翠在這些年裡，不斷地看電視學習，也學會不少健康飲食的知識，如今都派上用場了。他的身體從危機中逐漸平緩過來，只是原先要到歐洲旅行的計畫現在恐怕是很難在短時間內實現了。

這場病大大地改變了許先生隨意自在的生活方式，他退休了，在小心翼翼和緊張的生活中度過兩年後還是心有餘悸。這樣的人生教訓大得不能再大，因為差點就沒有機會接受教訓。不過幸好許先生至少從中吸取了教訓：**一定要尊重自己的身體**。

我寫給他著名物理學家居禮夫人的一段話：「世間沒有什麼真正可怕的事情，最重要的是去理解！」我鼓勵他去掌握一些簡單的生活知識，不能完全被動地靠翠翠的照顧，應該要更主動的配合。身為知識分子的他多少也懂得這層道理，很快就通曉了一些飲食均衡的原理，同時搭配適當運動以及營養補充療法的協助，讓受損的部分得以加強修補，沒受損的地方也因此得到保護。幾年下來，他接受了自己心臟受損的現實，知道不能再像發病前那樣揮霍自己的健康；但如今，他至少能在對自己做最大保護的情況下輕鬆自如地做很多自己想做的事，生活一樣充滿美好與希望的陽光！

■

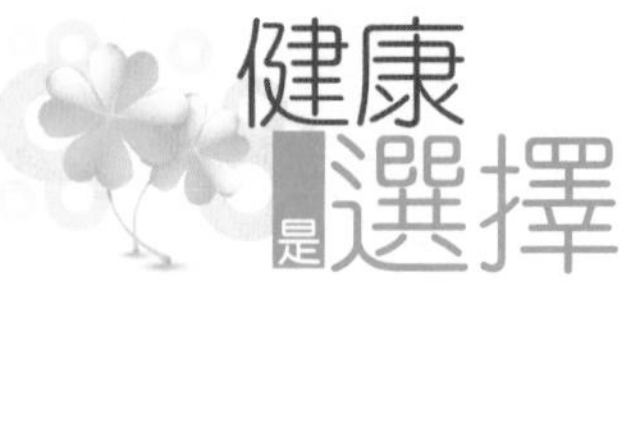

再來看另一則故事。

甯先生是一個耿直、忠於朋友、忠於自己職責，能為朋友兩肋插刀的人。他成長在二十世紀六〇年代，是個有為的知識青年。在軍營中生活四五年後，退伍回到北京，一九七八年前往一所著名的大學讀經濟；甯先生在大學裡春風得意，是班內學生的領袖，積極、活躍，為同學們的各種要求奔波、服務，是一個非常受到大家喜愛和尊重的老大哥。畢業後，甯先生到中央國家機關分管人事；甯先生有學歷、有能力、態度忠實、刻苦耐勞，因此很快就得到升遷，在八〇年代後期就住豪宅，過著享受的物質生活。

生活過得雖好，但是當人們在匆匆忙忙中工作、生活時，許多人卻可能因此把自己的身體置之度外。甯先生也是如此，他不幸加入了B肝患者的行列，而後他的肝功能退化更和自己過度的使用有關，他肝的惡化病變比他父親還早了二十多年。

肝是人體內最大、最核心的化工廠，是具有最強修復能力的器官，也是最任勞任怨的器官；只要有百分之二十五的部分依然完好，它就可以堅持運作，甚至沒有求救的信號。甯先生的肝可能又屬於更加堅韌不拔的一類，在無聲無息間就出了問題。一九九二年的中國，像一列突然加速的火車，瘋狂的奔馳中，總不免有些車廂脫了軌、翻了車；而甯先生正是在這

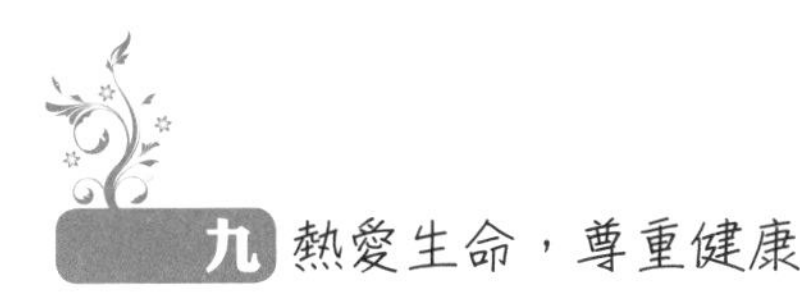

個狂亂的過程中選錯人，選錯車，他所在的車廂也出了問題：投進的錢收不回來、資金無法周轉。為此，關鍵的任務自然是「收賬」，但在這複雜的局勢中，面臨的是無數的連環債務，收賬恐怕也成了最艱鉅的任務。甯先生被委以這樣的重任。

於是，他積年累月地奔波在收賬的路途上，或懇請、或威脅、或硬或軟，一切都在飯桌上、酒杯中解決。對於已經受B肝病毒侵害的寧先生的來說，這樣的生活無疑是雪上加霜，他憑著對事業的忠誠以及極度的吃苦耐勞，終於把自己的肝臟使用到極限——肝硬化、腹水、癌變等問題接踵而至，他最後到了疲憊不堪的境地，人瘦得皮包骨似的，臉蒙上一層灰黑、灰黃的陰影。

到了二〇〇三年時，他除了換肝已經無路可走。手術費在母親和妻子四處奔波求人之後總算借到了，用於移植的肝也是一個年青力壯的人所留下的；只是，手術後的第一年，每月光＊抗排斥藥物就需要一萬五左右的藥費，一年內就欠下近兩百五十萬債。在那個年代，

＊抗排斥藥物：器官移植後很容易併發「排斥反應」，當身體認出新移植的器官並不是自己所有的時候，就會引發免疫系統的對抗，嚴重點則會導致臟器衰竭。抗排斥藥物就是為了抑制排斥反應的藥物。

兩百五十萬對普通人而言是一筆很大的數字，更何況甯先生的公司已經是奄奄一息、即將倒閉。

然而，甯先生是一個堅強能幹的人，他賣掉房子償付債款，並與極端的病痛和難以忍受的劇烈排斥反應作抗爭，他的膽囊、消化道不斷出問題，歷經多次住院、病危，用了近兩年時間，他的身體才逐漸接受這個原本不屬於他的器官，他才挺過身體排異這個危險的過程（多數換肝不成功都是因為過不了排斥反應這一關）。

由於嚴重缺乏換肝後的保養、護理的正規程序指導，因為對有關藥品和藥品使用知識的不足，他和他的病友們出了很多不該出的錯，吃了很多不該吃的苦，有的甚至因此失去了延續生命的機會。在他的倡議下，病友們組織了一個「中國換肝者病友協會」，給後來換肝的病人們許多關於護理和吃藥的寶貴經驗與知識，告誡後來的病人們不要犯和他們一樣的過錯。更而甚之，他們通過集體努力，將換肝病人的一些利益納入中國那正在逐步建立的醫保體系中，為這個群體爭取到一個合理的待遇。

甯先生在換肝後一直生活至今，在大難中走出來的甯先生踏上另一段非常有意義的人生旅途，他**懂得了熱愛生命**、**懂得要尊重自己的身體**，而且重獲的健康讓他願意將餘生貢獻給人們的健康事業。他和一些關心這一領域的醫生、換肝的倖存者們一起，以協會作為依託，對人們進行保健教育，特別是斜對一些特定的、被B肝病毒侵犯過的群體，教育他們一定要對肝有真正的關心和切實的保護。

甯先生在自己身體健康得到恢復的同時，也在為病友的服務中找到自己重生的最大價值，這真是難得的可貴人生！

第十一篇

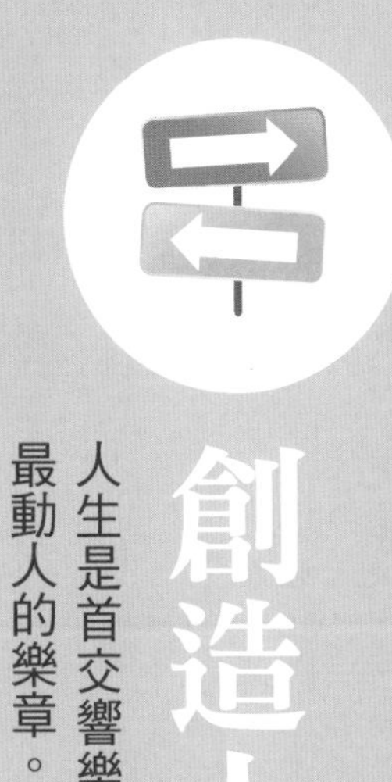

創造人生的旋律

人生是首交響樂，唯有奏響每個生命的音符，才能讓生命的意義交織出最動人的樂章。

在喬治的追悼會上，他的不少朋友和學生們回憶起和這個九十二歲老先生生前相處的許多有趣往事和關於他的笑話，唱了他最喜歡的歌曲，演奏他最喜歡的音樂，同時還一同分享他平時最喜歡的食物。會場的四面，佈置著一部分他平時最珍惜的東西，還有他從小到老的生活照片，讓人感到喬治仍然在和大家在一起吃飯、唱歌、談笑風生。美國的追悼會就是這樣溫馨，沒有悲傷的眼淚，沒有壓抑的氛圍，只是充滿對生死的達觀和對逝者的尊重，更體現了送行的人們對生活的熱愛和追求！

喬治是一個很有影響力、具有獨到建樹的聲樂發音教師，他走過一段充實的人生。

二〇〇五年耶誕節，喬治的聖誕樹掛著三百多張從美國各處寄來的聖誕賀卡，這些賀卡除了來自朋友，更多是來自那些非常喜歡他的各屆學生，和慕名想拜他為師的人——想做他學生的人可得排隊，他有一個長長的名單，一般要等上五年才有這樣的機會。

在耶誕節之後的第三天，他在平靜中離開了他所深愛的鋼琴和樂譜。

在去世的前夜，他還在晚上十點鐘完成了他人生的最後一堂課，和學生史蒂文道了晚安。在追悼會上，史蒂文說他為老師的去世感到難過，也很遺憾無法跟喬治完成後面的課程；但同時又感到幸運，因為自己能有機會上他的課，而且還是和他作真正道別的唯一學生。他說，只是不知喬治自己是否意識到，那天是最後一次的晚安。

喬治的醫生說，在耶誕節的前兩天，喬治最後一次到他那兒，喬治跟他說：近來很容易感到疲倦，四肢似乎不想再工作了——這也許是他的身體停止運作前的信號吧——總之，喬治在甜甜睡夢中就沒有再醒來，在夢境中走進另一個世界。

■

對於喬治的學生而言，大家印象最深刻的是他的一句名言：「我可以在五分鐘內告訴你如何發聲，但每一個從事音樂的人要用終生的時間來學習如何發出自己內心的聲音。」在他看來，沒有感情的歌唱，就是有再好的音質和技巧，也缺乏靈魂，不能感動人心；沒有底蘊的音樂是永遠也不會豐滿和充盈的。

但對於我而言，這個義大利裔的美國老人給我的最深印象，卻是他對健康的認真態度，對生命的熱愛和尊重。

我認識他時，他八十七歲。二〇〇〇年夏天，他準備自己開車從西雅圖到阿拉斯加的最大城市安克拉治去看他的女兒，全程兩千三百多公里。這樣的旅程不論是在東方文化還是西方文化中都不常見，不過美國人至少能夠接受；而對於喬治而言，這是他在跨世紀之交的長途旅行，是有備而來的，就像他的一生。

出發前兩天，我受公司委託，替他送來一路要用的處方藥和營養保健品。下車後，我看他正在整理他小修旅車的後部空間，他買了很多日常用品要給女兒帶去，因為阿拉斯加的東西比美國本地要貴得多。果然全世界父母都一樣，真是天下父母心！

他見到我，一邊擦手一邊說道：「我昨天接到電話了，說會有個可愛的女士來給我這個老傢夥送要用的東西，謝謝你！」他知道我是華人後便告訴我，他的飲食愛好：第一是義大利菜，第二就是中國菜；而我告訴他，我剛好相反，我第一喜歡中國菜，第二是義大利菜！看來我們都有一個很忠誠的民族胃，一點也不願怠慢自己。我們都忍不住地笑了！

來之前，我曾看過他身體狀況的卷宗，天哪！他哪裡像八十七歲，就算說是七十八歲我也會覺得把他說老了！喬治就是在他那一代白人中也是相對矮小的，只有一百六十九公分，但他那過了八十歲依然挺直的腰板、沒有凸起的肚皮、和依然勻稱的身材，讓他顯得似乎沒那麼矮小。八十歲以上的健康老人我也見過不少，但像他這樣充滿活力、眼神閃亮，笑聲這麼爽朗的，我還是頭一遭見到。他的健康，是得自他義大利民族的基因？是歌唱藝術的效果？還是因為有什麼特殊的養生方式？我帶著滿腦子好奇和他告別，祝他好好享受前往阿拉斯加的旅行！

喬治事先精心計畫了二十一天的旅程：十四天往返的不同路程，七天和女兒相聚的時光——最終，如他所期待的愉快結束了。可是我和他的緣份卻正要開始。

世間確實就有那麼巧的事，我們居然有一個共同的好朋友，巴普！

巴普要在女兒的婚禮上獨唱，並和大學的其他三個同學表演男聲四重唱，而喬治則負責幫他編導和訓練；至於我，我和巴普的妻子婕林一同負責晚餐，這是一頓「中西合璧」的家宴。自此，我和喬治就從「吃」，結下了緣份。

那晚，他吃過我做的中餐後，就像天真的小孩子一樣發誓說：他再也不能接受「美式中餐」了！他還告誡我，可不能隨便上義大利菜的當，告訴我什麼才是真正的義大利菜。說畢，他得意的指著桌邊用餐的朋友們說：「他們都只會去我去的義大利餐館喔！」然後開心地大笑起來。或許是因為他的笑聲是出自一個聲樂家吧，非常的有感染力，餐桌旁的眾人頓時也變得一片歡樂！

那天晚上，他們一起唱了很多古老的愛爾蘭鄉村民歌，還有不少美國一九五〇年至

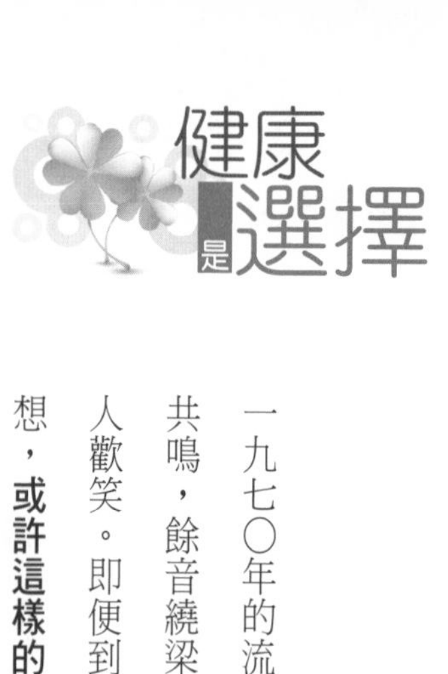

一九七〇年的流行歌曲。這些重唱、獨唱，渾厚而圓潤的歌聲，和巴普家的圓木房空間形成共鳴，餘音繞梁，揉合了各個聲部的情感，體現出真正的憂傷、真正的歡樂，令人流淚、令人歡笑。即便到了現在，每當回想起那時的歌聲，仍都是一種極大的享受！那天，我不由得想，**或許這樣的歌聲正是喬治自己的「健康佳餚」，也是他帶給人們的健康因子**。

這之後，喬治每個月都會做東一次，舉辦一場義大利菜之夜，或是由他做晚餐的幫手莫妮卡負責主廚、我和婕林幫忙打雜，或是在他喜愛的家鄉餐館請客；相對的，也會有我做東的中國菜之夜，我主廚、婕林是幫手——這似乎已經變成我們這群朋友間的一種習慣，到現在，我們還會不時到喬治喜歡的餐館相聚。

喬治不是一個喜好奢華的人，套用他說的話：我過的只是一個典型中產階級的舒適日子。

但對於「吃」，他可是絕不馬虎，絕不退而求其次。他的理論是：任何時候都不在吃上省錢，不管是新鮮程度、品質水準、產地來源，還是豐富多樣，吃就要吃原汁原味的食物，而不是靠各種調味而合成的「人造食物」。不論是朋友聚會、還是日常飲食，喬治的食材都是他的家務幫手從車程一小時遠的小農場買來的，而所有的魚、海鮮類更是他從一個餐館的貨源中分來的——這家餐館有自己的海鮮基地，有來往於西雅圖和阿拉斯加之間的專用漁船，因此保證了海鮮最重要的品質：野生和新鮮。

相較於對食物的力求完美，對於其他物質生活他從不要求，他不主張買新車、不愛名牌，他總是買不超過三年的好品牌的舊車，安全、性能好、外觀也照樣漂亮，兩三年就換一次（如此換車也有稅收原因）。講到車，他還特意對我說：你們的道家哲學最瀟灑，一個人不為面子活，就輕鬆了一半；買那些大廠牌的車不在我的經濟預算內，我不會要那樣的面子，我的健康和我的工作成果才是我真正的面子；況且，從車上省下的錢正可用在食物上。

我很佩服他做人能如此真實和坦誠，這是他的年齡所帶來的智慧？還是天性的聰穎？也許，應是各占一半？他這些關於買東西的理論，讓我清楚知道，**他是健康第一的人！他要給自己的健康打好基礎：吃好**。而他的生活「哲學」，或許和他是來自地中海的家庭有關。

■

一九一三年，喬治出生在義大利北部地中海邊的一個小鎮，五漁村（Cinque Terre），這個小鎮，是建立在一塊伸向大海的巨大懸崖絕壁上的半島，半島端頭是一座小城堡。

在他出生的時候，這個小鎮基本上還是個漁村，還有很原始的葡萄酒坊，他和同伴們每天在水邊抓蝦子、撿貝殼。聽他說起自己的童年，好像瞬間又回到了那個古老而簡單的歲月。他還特意說，人生命的第一要素和植物沒什麼區別，都是陽光、空氣、水，只不過植物有了這些就可以自己製造幾乎所有營養來養活自己，而人還要多上一步，需要吃植物或動物來取得營養。我佩服這個發音學教師的自然知識和靈性，我喜歡他對營養和生命的這番理解。

他的父親是這一帶相鄰的五個小鎮裡受人尊重的傳教士。而儘管家境並不富裕，但他從小就有一台鋼琴，這是他的母親——一位來自溫馨的教師家庭的女士——給他的，他母親繼承了教師的天性，頗有大家閨秀的氣質，是他音樂生涯的啟蒙老師。從五歲起，喬治就參加唱詩班，在父親布道後領唱；在重要的時節，如耶誕節、復活節時，他和他的鋼琴會被漂亮的馬車載到附近每一個鄉村教堂，用琴聲把上帝的祝福帶給人們。講到他這些兒時的經歷時，他常說：「音樂是我最重要的健康元素之一，音樂讓我保持了喜怒哀樂的多種情感，保持我荷爾蒙的正常分泌和代謝。」——這或許是一種可接受的，音樂家、音樂和健康間彼此關係的解釋——**現代健康研究已經證實，音樂可以釋放體內的化學因子，鬆緩體內張力調節**

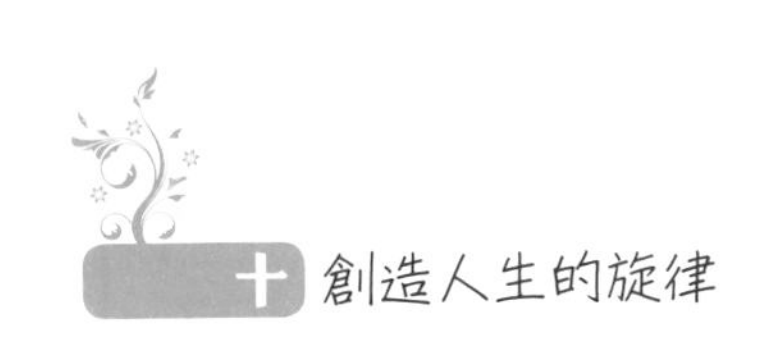

內分泌系統，從而改變人們的情緒。

喬治的父親是基督教新教徒，對教育和自我教育有著執著的追求。喬治猜想，這也許就是為什麼在他七歲的那年，當他有個妹妹才兩歲多時，父親就帶領著全家搭乘輪船來到美國。不過，喬治說他的選擇和父親不一樣，父親把一生交給上帝，教堂是父親的活動天地；而喬治卻決定把一生交給音樂，他的天地更廣闊，是能產生美妙音樂的任何地方。

我很喜歡聽這個義大利老先生從音樂引申到生命的想法，看來他的生命的確是和音樂不可分割地交織在一起的。在美國長大的他，在美國東部學習音樂，但沒能完成學業，因為父親的早逝讓他要承擔起家中唯一男人的責任；在美國一九二九年的大蕭條時期，他教鋼琴的收入減少，還要另外去義大利餐館送披薩打工才能維持家裡的生計。不過這段青年時期的艱苦生活讓他明白到，**生命力的旺盛來自於心中無數不滅的夢**——生命是一首有著不同篇章的交響樂，只有不斷填進音符，才能讓自己的生命之聲不斷響起，每一個音符也都要有生命、有意義，這首交響樂才能演奏出最動人的樂章。

所以，他不斷地擴充自己的音樂音符，他的興趣包含了古典、鄉村、搖滾、藍調等，這也許是因為他的專業是發聲研究，而不同類型的聲音發聲都是獨特的，所以他多少都有所

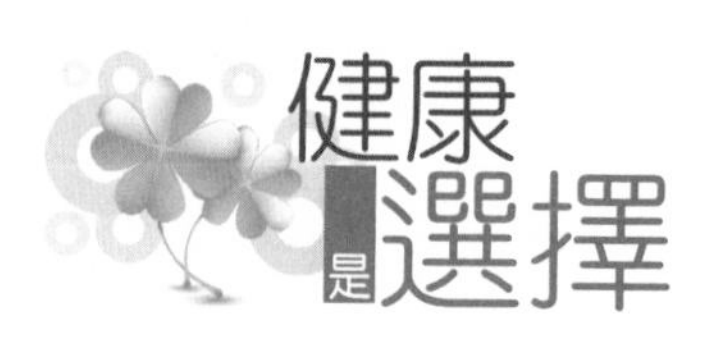

研究。

年輕時，因為要養家、又要幫妹妹完成醫學院的學業，他一直沒能完成自己在音樂領域的任何學位課程；不過他並沒有因此覺得遺憾，相反地，他覺得這正是他的優勢，由於自己沒有頭銜、沒有特定的理論、沒有一定的偏好，反而更能順其自然，輕鬆自在地開創出一個屬於自己的領域——他獨特的發聲訓練，培育了美國很多歌手，他由此也有了一個真正屬於自己而別人無法複製和替代的職業生涯，一塊獨自耕作的自由天地。

■

他對生命如此的執著，對生活自也是倍加珍惜。

喬治三十五歲才結婚，和妻子到四十歲才有了一個寶貝女兒，然而妻子五十五歲時就不幸去世，他自己一個人細心的照料，撫養孩子直到她上大學。經歷過「少年喪父，中年喪妻」的兩大不幸後，喬治說，自己是折斷了臂膀的男人；他並不掩飾那絲深藏在心底的淡淡悲傷，但是，在沒有妻子的這些年，喬治也始終保持著發自內心的樂觀，對自己的工作、生活一絲不苟。

他衣著樸素簡單、得體大方，沒有人們印象中藝術家的怪異形象，倒像是一個風度翩翩的傳統紳士。他所穿的衣服，料子一定是棉、麻、毛、絲綢，雖不是名牌，但一定有良好的做工。他常開玩笑的說：身體，要包在認真製作的產品之下哪。

他的家務助手迪迪說，他任何時候出門，哪怕只是出去散步、去圖書館，喬治都要更衣，從頭到腳，乾淨俐落，整整齊齊。

喬治的家在一個白領階級的居住區，房子坐落在鬧中取靜的三分之二英畝半山上，西邊遠處的盡頭可以看到細細畫在奧林匹克山峰下的海灣。屋前，是一片寬大的草坪，由於西雅圖特有的濕潤，終年都綠得晶瑩透亮；左右院牆間雜著深紫、淺紫、深紅、鮮紅、金黃、淡黃的精緻日本楓樹，前後的院牆種有修剪成方圓交替的幾何狀松樹；拱形的院門是由常春藤盤繞的細木編結而成，像一扇藝術屏風，是他從小的朋友為他設計和製作的。最有趣的是他車道兩邊的白色石塊，上頭用彩石鑲嵌著五線譜，彷彿隨時都在蕩漾出輕輕的樂曲……

喬治很慶幸自己在結婚時買下了這塊地，認為這是一生中最大、也是最成功的投資。房屋的規劃和建設揉進了許多他的生活理想，是他創造出的、真正屬於自己的自由空間——這就是家。他親自設計草圖，讓建築師把關，從無到有，前後十年的時間才一步步逐漸成形，而後再一點點地增添細部，最終才是眼前這個真正符合自己理想的家（唯一的遺憾，是妻子沒能和他一起享受這最終的成果）。

他的房子坐落在三分之二英畝的半山上，包含車庫僅四十五坪的大小，顯得格外小巧玲瓏。房子以米色為基調，白色的窗門線條，含有一點微妙紅色的咖啡色屋頂；所有的輪廓線條都隱含一種方中有圓、圓中有方的格調，散發出柔中有剛的氣質，真像是主人的個性！

在他屋子的東邊角落，半圓的落地窗前，是一張被低矮的半圓狀書櫃環繞的半圓狀沙發，那是讀書、聊天和喝咖啡、喝茶的好地方，特別是深秋時節，可以看到窗外大片的楓葉滿鋪在綠色的草地上。

屋子的西邊，是他那充滿濃濃義大利色彩的餐廳。餐廳連著廚房，這是他鍋碗瓢盆的交響樂誕生地。餐廳有張長長的餐桌，拉開來可以坐二十個人，餐具櫃上的紫紅色玻璃吊燈鑲嵌在鐵灰色的放射狀金屬支架上，展現出歐洲的古典風韻。餐廳的傢俱，可能是喬治所買的傢俱中最好的，因為他的好客，希望能讓朋友得到最舒適的享受；至於其他地方，都只有最簡單的，一兩樣舒適而獨特的東西——喬治的家不是什麼向人炫耀的豪華博物館，也不像辦公大樓般規規矩矩的毫無生氣。**他的家，處處充滿了人性，整個房子就是一個樂章！**

喬治九十歲時，原想不再花時間照顧花園、料理房子，因此下決心要告別自己心愛的家，搬進可以方便得到幫助的老年公寓。但思慮之間，他知道，在那侷促的公寓中，他無法找到大空間來放置伴隨了他大半生的三角鋼琴，無法創造出他和學生們都喜愛的舒適教學環境，因此最後沒有成行——他是個認真、有夢、有行動的人，這或許是他一生唯一沒實現過的計畫。也因為如此，他最後幸運地在自己親手修建和住了幾十年的家中告別了人世。

耶誕節之後的第三天，迪迪一早到來時發現了在安詳中靜靜離去的老人。

■

像追悼會上人們所說的那樣，喬治的人生很充實，他把自己的天份和努力的汗水傳遞給了那麼多的學生，並用自己的愛贏得了那麼多朋友。在他去世後，由他的學生發起，以他的名字創建了一個基金會，要把他的發聲法傳承下去。

不懂音樂的我，也許是因為職業慣性，我看的不是音樂，而是喬治身上的一段健康人生。他樂觀對待生活、充滿夢想、懷抱理智，在日常生活的衣食住行上既浪漫、又實際，面對生命與健康時他毫不吝嗇，可是對虛榮的物質生活卻絕不企求。這是多麼有智慧的健康人生啊！

記得有一次，在拜訪一位佛教界領袖時，由於他知道我沒有特定的宗教信仰，於是便問我對佛教「無我」、「忘我」的看法。當時我一時還真被問傻了，想了一會兒才說：據我有限的知識，世間只有釋伽牟尼修成了佛，真正達到「無我」和「忘我」的境界，而其他真誠的佛教徒都只是在朝這個方向努力。這說明「無我」和「忘我」的境界是一種理想境界，是佛教徒們力求接近的目標。

他說，太好了！他也這樣認為。於是我接著反過來問他：「我們不談佛教的哲學，也不管是否能達到這種境界，你認為『無我』和『忘我』對嗎？有實際意義嗎？」他笑了，說他不能接受這種觀點。他認為做人不應大我，也不必大我，也就是不能以自己為中心，但他喜歡「小我」的原則。他說，**人應有一個小而恰當的自我，尊重自己的身體、自己的夢想、自己的能力，尊重自己的榮譽和價值**；沒有這種意識，就不可能有真正的社會意識；沒有這些恰當的「小我」意識，就會泯滅了個人的價值和自我思維，世界就會被強權淹沒，出現義大利、俄羅斯和德國曾有過的極權統治愚昧眾人的可怕局面。

是的，想到那次交談，我好像明白了喬治一生充實的原因：**他尊重自己的生命，自己的身體，自己的才能和價值，但並沒有自我膨脹，忘乎所以；一切都是處在動態平衡之中。**他是自然的崇拜者，也是科學的崇拜者。也許，這是來自於他父親的哲學基因與母親的教養遺傳？

我相信他所說的：**對於身體，衣食住行的每個點滴因子，都是給內在的生命樂章填下音符。**以科學為本，才能保持健康平衡的基調；以發自內心的力量，作為宏觀人生中每一段熱情的節奏，熱情、濃烈，充滿生機、活力。如此便能面對世界，更能感染世界！

喬治的人生就像每個人的一生，絕對不是圓滿；**但他過的卻是他自己所想要的人生——**生活、事業、健康，他盡可能地走在他想走、能走的軌道上，他的身體為他的生命演奏了一曲輝煌的交響樂，有旋律、有激情、有內容！

第十一篇

緊握健康的命脈

天助自助。唯有決定要改變自己的人，別人才能真正幫得上忙！

一個人是否有把握住自己健康的命脈，其結果也將會完全不同！

也許讀者們還記得我們的第一個故事：冬冬因對自己丈夫的仰慕而沒有親自緊握住健康的命脈，最後放棄了治療自己的機會，沒有盡到最大努力去與病魔抗爭，帶著巨大的遺憾離開了這個世界；而她的丈夫也為此充滿內疚與悔恨。在這裡，我要再帶給大家三個朋友的故事，他們因為對自己的健康採取了不同的態度、不同的選擇，於是也得到不同的結果。

■

兵兵是一個高大的中年女性，二十世紀五〇年代末出生的她，由於時代的劇變，他和一群人被丟到內蒙古大草原上過著不可思議卻又好似浪漫的生活：一匹馬、一群羊、一頂帳篷，幸運點的還有一台收音機；如果描述成一幅美麗的畫面，就是藍天、白雲，以及風吹草低見牛羊的悠揚民歌。但實情當然不是這麼美好，天災、人禍以及時代的變遷，這些打擊仍舊不留情面的威脅著遠在內蒙的他們；活下來的沒幾個，而兵兵最後終於回到了北京。

兵兵在去內蒙前也讀過幾年書，回到北京後要找工作還不成問題。而且兵兵是一個認真負責、勤奮努力的人，經過一陣子的奮鬥，在七〇年代末八〇年代初，她已經在中國的中央機構擔任要職。在孩子出生後，如何履行一個做母親的基本職責就成了她進退兩難的抉擇。在那個時候的大陸，「辭職」似乎是個不存在的詞，能換一個相對安定一點、出差相對少一些的單位就已經是最大的幸運了。

於是，兵兵幸運地換了一個出差較少的工作。而她也更加勤奮的工作好維持家計，在外是「長官」，在家是「長輩」，工作裡的上上下下，家庭中的裡裡外外，孩子、丈夫、父母親、身為大姐對弟妹們的責任……，全壓在了自己身上。兵兵的心並不小，但再大也是有限，她的「忘我」已然違反了自然規律，超越了身體的極限——表面上來看，她匆匆忙忙的人生似乎還算正常，一有任何的不適，去醫院簡單拿個藥、打個針也就沒事了；可是真正的問題往往都是隱而不顯。等到她即將退休前夕，許多的疾病竟一下同時爆發：萎縮性胃炎、十二指腸和直腸潰瘍、脂肪肝和肝局部纖維化、便秘、高血糖、乳房纖維化……

其實，這些病多半是累積很久的突變結果。按目前的生命科學研究成果顯示，在這些疾病出現之前，身體自身的各個系統應該都抗爭許久，只是在這個過程中，兵兵因疏忽了身體的警告，讓自身具有的保護機制得不到應有的幫助，而且她還更加不斷地摧殘它；於是，這些系統的抗爭失敗了，從消化系統到全身代謝都陸續出現嚴重問題，最後營養無法正常供給、廢物不能正常排泄——如果這種情況繼續下去，未來要發展出任何的疾病都是有可能的。

人進入中年後，身體難免會逐漸退化和衰老，按統計，一般會優先出現問題的都是在每個個體的遺傳弱點上。兵兵確實是繼承自父母腸胃系統上的問題（她的父親就是因胃癌而在七十八歲去逝的），只不過，她的衰退來得太早、太快、太激烈，這是她過度使用身體，沒有意識到要和身體合作的結果。

於是，兵兵在繁忙的生活中不得不又三天兩頭的拜訪醫院。

雖然兵兵在事業上的成就讓她能夠負擔起醫療的支出，但求醫的路仍舊漫長，她在這條路上越走越糊塗，感覺不到任何實質進展；找的醫生越多、吃的藥越多，除了腎和肝功能指數明顯下降外，她只覺得每天都像拖著一個巨大的磅秤在生活，越來越不堪負荷。她在內心感到了一種絕望，似乎無路可走，只有未老先衰嗎？

厚厚的陰雲越來越重的籠罩在她的心上，揮之不去……

■

二〇〇九年十一月，幸運似乎降臨了。當時她在一所醫院候診，碰見了京京，京京告訴她那段自己接觸營養療法的故事。「營養療法」！這個新鮮的詞彙一下子掃清了她內心的困惑。

京京是道地的北京人，一身琴棋書畫的書香氣混合著那個時代特有的堅定和執著，是個朋友公認的大家閨秀。七年前，身體一向很好的京京，在一家一流醫院中檢查出肝上有一個很小的陰影，只有綠豆大小，醫生跟她說這並無大礙——一流醫院的醫生其權威性是不容置疑的，有誰會對其診斷抱持疑問呢？所以這時的京京還很高興自己的身體沒有問題。

這讓我想起馬克．吐溫的一句話：「很多時候不是你不知道的事情給你帶來麻煩；而是你確信無疑，但恰恰又錯了的事給你帶來大麻煩。」這句話不幸說中了京京的身體狀況！

兩年後，當京京因某種極度不適再做檢查時，肝上的小東西已經變成兩公分大小的異物，活體檢驗的結果是惡性癌腫！手術做了，醫生卻瞞著京京，沒有直接告訴她病情，只告訴她一個最恰當的字眼「癌前階段」，這樣做是否符合人性，確實也值得深思。不過聰明的京京倒是很清楚自己的情形，但她仍是裝作不知，因為這是出於一個女人和母親的天性——不是為了騙自己，而是為了安慰家人。

但最不能夠接受這個現實的反而是她的丈夫，他原本是一個能幹的男子漢，從小就是精英分子，公費留學法國後回到中國擔任政府要職；而如今，在和我的通話中，他居然已經語無倫次，似乎沒了思考能力，大腦只剩一片空白。他戰勝不了這種恐懼，因為醫生告訴他，京京僅剩半年的生命可活，要他先做好準備。現在的他已然無力去想要如何救他的妻子，而只是害怕可能很快就要失去她。

而京京的弟弟也同樣無法解受這個現實。他從小是在姊姊的陪伴下長大的，父母親相繼過逝後，姊姊就是唯一的親人，弟弟對姊姊的深厚情感讓他無法接受姊姊還不到六十歲就將面臨「死別」的事實，但他也同樣無可奈何——就在這個時候，京京的弟妹帶來了營養療法，她說服不知所措他們在臨床後續治療的同時配合營養療法。

京京當然仍是優先詢問醫生的意見，但絕大多數權威性的中西醫都反對營養療法的使用。在這種情況下，她自然不可能不心存疑慮，畢竟營養療法於她、對於整個社會而言都還太過生疏，這是超越她知識範圍的嘗試。但最後，京京在半信半疑中勇敢地為自己作了正確的決定！

她沒有完全按照醫生囑咐，也沒有對丈夫的不支持言聽計從，除了每天按時服用處方藥之外，她還自行搭配了適合的營養補充品；儘管有所遲疑，但她仍舊用得很認真。而最後，她的病情發展卻也和醫生預言的有了不一樣的結果。兩三個月後，她開始感覺體力有所增強、胃口好了許多；六個月後，她不僅還活得好好的，而且臉龐變得更有血色，臉色由黃黑變得有些紅潤，也有了做家務事的精神，甚至還能到戶外做些輕微的運動。

慶幸和驚訝之餘，她開始注意起自己究竟吃了些什麼，還研究她用的營養保健品為什麼能產生這些神奇的效果。雖然她並不是這個領域的行家，但這並不妨礙她去想、去問、去學習、去理解營養品和處方藥的不同作用，而一旦理解，就會對事物有了全新的認識。

當然，我也願意啟發她以管理的思維，來理解微量營養素和食物對身體的作用——**食物最終還是要以各種營養素的形式來有序建造身體的，這個程式是由基因所建立，而身體又有一套控制基因開關的「管理」機制，藉此來加以管理、監督程式的執行**。營養素中很多具有抗氧化作用的微量植物營養元素就扮演了管理者的角色，身體的各個系統如果缺少了這些元素，體內的系統運作就會出錯，造成問題。由於這些扮演管理者角色的營養素發揮了調節作用——特別是對關鍵的免疫系統和內分泌系統的調節——身體才有了調節自身的能力。

京京透過類比學習，藉由宏觀世界的管理概念來理解複雜人體的生命科學，最後終於理解了營養保健品對身體具有順勢加強的正面作用。我很高興。同時，她也很敏銳地觀察到，藥物對疾病本身的強行「壓制」和「修正」其實是一種逆勢的思維邏輯，其結果必然會導致不同程度的副作用。不過，我也要她明白，處方藥如果使用得當，其「救命」的作用還是不可否定的，只是**很多時候短期的「好結果」卻可能將造成長期的「大問題」**。

她說，生病是壞事，但能因此瞭解那麼多知識也還算是因禍得福。她告訴我，自從知道自己的疾病後，儘管要求自己冷靜對待現實，但在內心深處仍是有意無意地埋怨上天的不公，總覺得這樣的厄運不應該降臨在自己身上，容易鑽牛角尖，沒辦法積極往前看，正向地去尋找解決問題的辦法。我對她說，這麼多年來，我看到許多人都陷於這樣的困惑和焦慮中，這是很正常的一種反應；這也是為什麼此時此刻，需要有朋友、親人，既帶著深深的愛，同時又以一個旁觀者的理性角度來給予她支持和幫助。**從不同的角度相互啟發，往往就是奇蹟發生的關鍵原因**。

是的，在這條漫漫長路上，她深切體會到親人的愛，是他們讓她能夠找到這條科學的道路，讓她有機會懂得用營養療法來穩定和修復自己的身體，或至少能讓疾病和身體「和平共處」。在這條她越走越順暢的科學道路上，她遵循著一個正確的程序：**產生問題**、**問問題**、

解決問題，一路採摘，一路收穫，把自己的生命歷程推展到一個全新的階段。

■

聽完京京的人生故事後，乒乒似乎看到了一絲曙光，然而，當乒乒把看來京京的經歷和營養療法的合理性向丈夫「彙報」後，一輩子都在批文件的丈夫卻不批准她採用營養療法，而且還非常「認真負責」地禁止她繼續和京京聯繫，怕京京是詐騙集團。

乒乒雖然提出各種論據爭辯，可是對她的丈夫而言毫無意義，他一輩子都生活在嚴格的教條之下，對一切「異端」和不熟悉的領域都心存懷疑，這是他的第二天性。為了保護妻子，乒乒丈夫幾乎做到了萬無一失，他把一切資料都藏起來，不讓妻子用電腦發電子郵件，對每一通找妻子的電話都要問清楚才轉給乒乒。幸運的是，現在畢竟是二十一世紀了，想要全面的封鎖可沒有那麼容易；乒乒私底下用手機和京京繼續聯繫，繼續向她請教許多心中的問題，討論她們從各處得到的龐雜資訊，一同辨別真偽。當乒乒確信營養療法確實是自己應該至少一試的道路後，我為她設計了一個為期十二個月的三步驟療程。

哪怕必須用偷偷摸摸的方式來使用這些被丈夫否定的營養保健品，乒乒也要挽救自己！

她下定決心，不管如何，只有自己才能救自己。

上天似乎真的是眷顧自立自強的人，效果比我預想的快得多，僅僅不到三個月，隨著她大便通暢、胃黏膜初步改善、消化能力逐步增進，她感覺渾身輕鬆許多，人也比較有精神，終於在渾身的問題中看到了一點曙光，這讓她信心大增。

人的精神對免疫系統和內分泌系統的影響是微妙而難以捉摸的，但可以肯定，它無疑是存在的。隨著乒乓精神狀態的好轉，這兩個系統逐步走向正循環，乒乓的營養療法達到了初步預期的目的，雖然真正要完全的修復還需要走上一段很長的路，但只要方向正確，身體必然能夠讓我們恢復到每個人自身條件所能達到的最好狀態。從這段歷程中，乒乓也明白了一個道理：**人體的確有神奇的自我調節功能，但絕不應無限制的濫用，而是要尊重、幫助和愛護這些功能**。她現在所能做的就是幫助、保持身體功能的正常化。

■

是的，乒乓和京京都是有個社會地位比自己高上不少的丈夫，這是一個很常見的普通家庭結構。不可否認，她們的丈夫在工作上可能是一個大老闆、好上司，人生可能也很成功，而他們對於妻子愛也絕對不會少，對她們的身體健康更是關懷備至；但思維方式的侷限、職業的習慣，讓他們把自己困死在「長官」的角色上，固執的認為自己比別人更有能力和眼光，從而不認同妻子所自主選擇的道路。

不可否認，**在人類關係中，沒有基因聯繫而最具潛在影響力的可能就是夫妻關係**。一句積極鼓勵的話、或一句消極打擊的話，在夫妻間都會造成強大的影響，也許表面上沒有任何反應，但仍是會在心上留下動力或阻力。這也是為何像兵兵、京京這樣的妻子，要有不小的勇氣才能違背丈夫的意願去把握機遇和幸運。

儘管現在已經是二十一世紀了，但類似冬冬那樣的故事仍舊不絕於耳。談到夫妻關係，我始終很認同*郭德潔女士講的：「夫妻應像是同一把琴上的兩根弦，既可以獨立發聲，又可以和諧奏曲。」這是一個理想狀態，值得我們去追求；但對這樣一個理想狀態，各種文化卻都未必有所體認，尤以傳統的儒家文化更是太過強調「夫唱婦隨」，這恐怕也是像冬冬這類婦女的悲劇根源之一。

* 郭德潔女士：中華民國首位副總統李宗仁的夫人。

京京的肝臟和整體身體健康保持在一個良好狀態五年了，這麼長的時間裡，就算是一塊石頭也該坐熱了，但她的丈夫到現在依然對妻子所使用的營養療法持冷漠態度。果真有千年不變的頑石？京京很費解，也很遺憾丈夫對營養療法的冷漠態度。不過對於如何保護自己的健康，她已找到了一條可信的路——臨床醫學和營養療法的結合——她不會再疑惑、猶豫，只會繼續堅持下去。

再說到兵兵，她的身體逐步和明顯的改善，讓曾強烈反對的丈夫不得不對營養療法刮目相看。相較於京京丈夫的冷漠和傲慢，兵兵的丈夫倒是一個務實的旁觀者，他一方面還是不放棄用口頭以及各種不同的資料來反對兵兵拿自己的身體做實驗；另一方面，他依舊站在一個旁觀者的角度靜靜觀看兵兵的變化。當他看到一年多來妻子的腸胃系統、肝功能都有了巨大改善後，他也逐漸有了新的想法。最近，兵兵告訴我，她丈夫很謹慎地問，我是否也可以提供給他一些建議、推薦一些產品，改善他腦供血不足的問題。兵兵笑著對我說，也許，腦供血問題的改善可以讓他的思維更清晰一些。

希望如此！兵兵希望丈夫有一天也能用營養療法來改善他的身體——是的，丈夫的健康似乎歷來都是妻子的責任——可惜的是，妻子除了能把握自己的健康外，她無法代替丈夫去思考與行動。反之亦然。

■ 保持身體的健康取決於每個人自己的願望、態度、眼光，以及自己的行動，誰也不能代替誰；這就像生病的痛苦誰也不能代替誰一樣！這裡有個和京京、乒乒完全相反的故事。

瑪格麗特的丈夫去年去世了。

就如同前面說的，丈夫的健康似乎歷來是妻子的責任，這好像是古今中外一條不成文的規定。但瑪格麗特並非沒有盡到她做妻子的責任，遺憾的是，她雖然盡了力，但她沒有能力去挽救丈夫的早逝；健康的事，沒有誰能代替誰，她只能把握自己，卻無論如何也代替不了自己可愛的丈夫。

瑪格麗特的丈夫，丹，是一個非常受人尊重的藥劑師，還是業餘的國民警備隊成員，園藝功夫也很在行；丹說話幽默風趣，衣著有品味，是一個熱愛生活的人，和他相處過的人都非常喜歡他。瑪格麗特很愛自己的丈夫，而且常常開玩笑的告訴女性友人們說：「女人常說，男人有四種：一種是有好工作，喜歡把房前屋後保養得很好的人；一種是非常幽默，能讓妻子常常開口大笑的人；一種是非常靠得住而又不過分依賴女人的人；一種是非常寵愛妻子的人。往往這四種類型的男人都不會集於一身，但幸運的是，我的丹就是這麼一個最完美的男人。」她的朋友們也都不得不同意，丹的確是個難得的好丈夫！

說這話時的瑪格麗特，其實心裡卻知道丈夫的唯二弱點——煙，酒。不知從何時起，他的飲酒量從朋友聚會間的社交式飲酒，逐漸變成天天都要有點過量的程度；而吸煙也從很隨意的一兩支慢慢增加。她看在眼裡，儘管很擔心，但瑪格麗特非常有信心自己的愛能夠幫助丹澈底從這兩個壞習慣中步回正軌。

然而，兩年過去了，反反覆覆經過了幾回戒煙、戒酒，但或遲或早都還是回到原點。而且丹的自我辯解越來越多，理由越來越毫沒來由。他會反覆告訴瑪格麗特，他的家族來自普魯士，而就像俄羅斯人一樣，普魯士人也有很高的酒精承受力，而高加索地區的人喝烈酒，還都很長壽；他說研究結果顯示，是因為他們常年吃魚（淡水魚），所以他要妻子不用太擔心，因為他們的飲食很健康，更何況他們有在服用營養補充品，這對他們的身體也一定很有幫助。然後，他也會為吸煙辯解，他說專家們認為戒煙是比戒毒更艱難的事，煙是朋友，是夥伴，丟掉煙就像要離開朋友一樣，太困難了。他開玩笑地說，沒煙沒酒，生活也太乏味，那不就成了清教徒嗎？

他總是想用各種理由自圓其說，總想把一切都說成笑話，與其說他是在和瑪格麗特兜圈子瞎扯，倒不如說他是在欺騙自己。無論瑪格麗特怎樣跟他講道理，他都不疾不徐地用他的那一套近乎玩笑和貌似不在乎的說法應付。

瑪格麗特漸漸感到無助。

丈夫白天還算節制，因此很長一段時間裡別人並沒有覺察；只是在不工作的時候，他就管不住自己了，他甚至把烈酒藏在衣帽間。這種「家醜」很難對別人訴苦，她也不願別人因此看不起丹，更不願他們的兩個孩子瞧不起父親。於是她自己長期忍受著丹喝醉後半醉半醒間所變成的另一個人。

可是，烈酒喝的時間長了，對健康的影響在外觀上卻遮掩不住。丹的頭髮稀疏了、口味變得很重、皮膚呈現鬆弛，而且白天時的情緒也變得不穩定。不少朋友因不願看到丹的醉態而漸漸遠離他們。最後，瑪格麗特不得不尋求戒酒中心的幫助，讓丹到那裡隔絕治療了十二週。

治療結束後，瑪格麗特很高興的把丹接回家，一切似乎又回復了正常，朋友們還聚在一起為他慶賀。但僅僅幾星期後，瑪格麗特又察覺到了丹的異樣，而且她開始在垃圾袋中發現小包裝的烈酒瓶，她明白，丹又開始一點點地偷喝烈酒。

和我說到此時，她眼裡充滿淚水，她說她在那一刻澈底絕望了，她失去任何挽救丹的信心！

但那時瑪格麗特還是極力讓自己冷靜下來，女人的韌性讓她決定要再一次挽救自己的丈夫。她很快就找到了丹，非常誠懇地和他細細長談，從他們的戀愛、孩子，再談到他們退休後的計畫，最後，她和他討論是否應該再去一次戒酒中心？然後問他，自己到底還能再為他做些什麼？這時的丹，再也沒有幽默和笑話，也不再為自己解釋什麼，只是沉默不語。瑪格麗特感到他眼裡的淚。

儘管去戒酒中心很貴，而且不在保險範圍之內，但只要丹同意，瑪格麗特不會遲疑。不過丹這一次明確地表示不想去戒酒中心，可是他保證，自己一定會和瑪格麗特配合，真的不會再飲酒和抽煙了。

瑪格麗特再度懷抱起希望，儘管她並不知道該如何配合丈夫，難道要她二十四小時監督？還是把丹當成未成年的孩子一樣全面控管？先不說在美國這個自由國度長大的人完全不可能這麼想，而就算想這麼做多半也實行不了或效果有限。最後，她能想到的幫助，就只是多和丹交談並調整飲食——按戒酒中心的建議，如果能夠提供被酒精傷害過的身體足量的微量元素，也許就可以儘量減少酒精造成的副作用。

■

但非常不幸的是，丹的覺悟來得太晚了。儘管瑪格麗特盡一切的努力想挽回，但這些補救方法卻沒能戰勝飲酒和吸煙對身體造成的摧殘——丹的免疫系統在煙、酒的同時傷害下變得脆弱而過度敏感，一次看似不重的咽喉感染卻迅速地蔓延到肺部，而所有的抗菌素都無法把丹從他體內某種病菌或病毒所引起的高熱昏迷狀態中拯救過來。最終，醫生決定停止所有的體外支援系統，丹雖然捨不得離開煙、酒這兩個老朋友，但這兩個老朋友卻拋棄了他，讓他提早離開這個他曾那麼喜歡的世界。

有很長一段時間，瑪格麗特百思不得其解，為何像丹這樣一個人接近完美的人卻會如此不愛護自己的健康？她一度認為是自己在問題開始時就太過遷就他；又認為可能是自己對丈夫不夠關心、或發現太晚；還是說，難道丈夫本身對酒精的承受力天生就低？她有著無數的疑問而沒有答案，她真不想把一切都簡單歸咎為命運、遺傳——但就像前面所說的：**命運是性格造就的，是一個人對自己的生活、對生命的態度所呈現的結果反射。只有當事人能親手掌握這一切。**

儘管懷抱著疑問，儘管瑪格麗特仍懷疑自己到底能做些什麼，但她還是加入了呼籲戒煙和戒酒的相關協會和組織，希望能幫助更多願意接受幫助的人——她認為這是她現階段能夠做到的，也相信丹會很高興看到她這樣做。她不但更努力把握自己的健康，同時，她也把丹的教訓和健康的概念告訴人們，希望人們也能愛惜自己的生命、尊重自己的身體，充分享受人生。

健康問題就像許多其他問題一樣，別人的幫助是一個非常重要的「充分條件」，它提供的是一個機會或一條道路；但能否把握住自己的健康，卻只有當事人自己才能真正掌握，因為**是否能抓住機會，需要眼光、勇氣和態度，而這些因素並不是別人能直接給予的。**

第十二篇

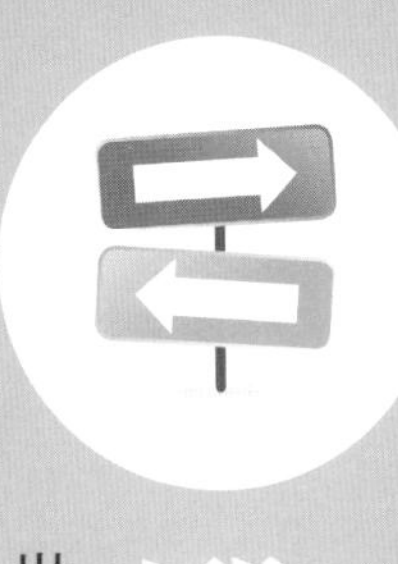

醫生與另類醫生

世間沒有什麼真正可怕的事情，最重要的是去理解！

——居禮夫人（第一位獲得兩次諾貝爾獎的物理學家、放射化學家，1867～1934）

一個擁有醫生頭銜的德高望重的醫生，如果真的要找「另類療法的醫生」尋求治療時，首先要的是勇氣！而且是戰勝自己的勇氣！

「另類療法」（Alternative treatment / therapy）是西方對所有「非」傳統醫療體系出身的治療之總稱（即傳統醫院、以及傳統醫學院畢業後持有學位的醫生的臨床治療「之外」的治療）。從理論上來看，這算是一個比較中性的說法；不過由於「另類療法」這樣的解讀所包含的範圍太廣，從最新的現代營養科學到最原始的土著部落醫術，甚至連氣功治療、看掌紋治病等五花八門的種類都被囊括其中，因此，「另類療法」往往被正統醫療界和大的保險公司歸為非正統，提到時多少隱藏了負面的含意。

可是，醫生費爾卻有這種挑戰「非正統」的勇氣！

■

費爾是個非常受人尊重，有著很多頭銜、很高聲望和很高地位的醫生。對他而言，要邁出這一步，最難的也許不是要無視同行異樣的眼光（因為費爾的個性歷來是非常獨立和自信的），而是必須戰勝自己大半輩子中，對自己職業和地位的認同感，戰勝那過度的驕傲與自尊——而這些並不完全是屬於他個人的問題，更是歷史與社會所造就的「醫生」形象價值——費爾的妻子愛蓮說，丈夫似乎是平生第一次開始思考與探問自己這些奇怪的問題。半年之後，費爾深深為自己踏上這一步而感到幸運，更感到一種身體的輕鬆，在一定程度上也為自己的行為驕傲，雖然或許在心底的深處仍存在著某種困惑吧。

費爾醫生在五十四歲時，一向很好（或他自己認為）的身體，卻逐漸感覺到自己的左股骨關節部位有些疼痛，而且從椅子，特別是低矮的沙發上站起來時，要費很長時間才能移動左腿。是不是自己在運動的時候不小心受傷了？——「使用過度」，這是他的第一判斷。由於過去也曾有過幾次，所以他並不在意；但休息幾天後疼痛不但沒有減輕，反而加重了。於是他去照X光檢查，得到的結論是關節炎。

不過他自己也是個醫生，看過片子後，對這個結論多少覺得有點似是而非，並不是很明確；可也許醫生不該替自己看病，所以他選擇相信另一位醫生的結論。接著，他就憑藉著自己的醫學知識，開始治療——他堅信，類固醇類抗炎藥和止痛藥能夠幫助自己，而這些藥的確也幫他減輕很多疼痛，可是一日不吃，只要兩天的功夫疼痛就又回來了，於是就這樣斷斷續續的過了兩個月。

「要吃多久？」他不禁開始懷疑起來。類固醇藥的副作用已經先傷了他的胃口，作為醫生，他太清楚這類藥的副作用了；但以前都是他替病人開藥，他自己從來沒有像現在這樣真實地感受那些副作用。從前他開藥後，藥房都會按規定將描述著副作用的說明書隨藥物和藥方遞給病人，而如今，費爾開始想：到底有多少病人曾好好讀過這些醫藥公司和醫生們用來劃清自己責任界限的說明呢？很奇怪，為什麼過去自己沒有仔細想過這些問題呢？

由於疼痛的反覆和日趨嚴重，費爾接受核磁共震檢查，結果明確顯示，他的右股骨關節百分之二十，左股骨關節百分之五十「股骨壞死／骨關節炎」。就這類疾病而言，這只是輕度到中度的炎症，但卻讓費爾醫生感到有點吃驚——自己先前竟然一點也沒有覺察！居然等到疼痛發生，而且還這麼嚴重時才發現！

過去，他常常用友善的態度問病人：「為什麼不早點來看病？」而現在的他卻有些氣惱，疾病居然是這樣靜悄悄地偷襲自己，而自己也沒有提早發現，自己可是個醫生啊！

愛蓮非常為丈夫的健康擔心，她努力安慰他，儘量輕鬆地開玩笑：「**不要生氣，你是醫生，不是神，除了神之外，誰能洞察一切？**」

是啊，即便是醫生也無法通曉全方位的醫學知識。費爾不是骨科醫師，雖然他心裡大致明白目前對這類疾病的醫療方法，但他還是希望自己所熟識的專科醫生中有人能給他一個他沒想到、或沒注意到的新發展。但是很遺憾，他周圍的專家們所給的結論都大同小異，他再進一步探問了美國其他州的專家，奇蹟仍沒有出現。

如果不動手術，長期服用止痛藥、抗炎藥，自己的腸胃、肝臟、腎臟能堅持多久？受損的關節又能堅持多久？費爾醫生第一次切身感受到現代臨床醫療的侷限。過去自己對臨床醫療的侷限是從書本上得來的理性知識，而如今，卻是自己最真實的體驗！離開醫學院十九年來，這是他第一次這麼的困惑：他不願意想是自己在害怕手術，更不願意想是自己對置換人工金屬關節及其後續事項感到猶疑；先換左邊，幾年後再換右邊，自己才五十四歲，之後可能左右都至少還要再換一次才能維持到他離開這個世界……。愛蓮說，作為醫生的丈夫，似乎從來沒有想過自己也有得病的一天！

■

愛蓮很瞭解丈夫現在的心思，她是一名中學生物教師，有時倒能比丈夫更冷靜、全面地看待人體，她一直相信從疾病和身體功能雙向去思考問題會更有道理；只不過先前她從來沒有機會和丈夫從這個角度來討論問題。為了幫助丈夫脫離「手術或長期服藥」這二擇一外別無選擇的窘境，她首先要做的是鼓起勇氣說服丈夫換一個角度來思考問題：**不是從疾病，而是從骨頭、關節本身的需要著眼**。終於，她鼓勵丈夫嘗試「另類」療法中的營養療法，包括服用維生素、礦物質、抗氧化劑和各種民間草藥。

「天啊！」愛蓮告訴我「我簡直不敢相信自己有這種勇氣，能告訴我丈夫這種主意，雖然至少在理論上，我是相信這些東西的。」愛蓮說，她說出這個想法後，不出所料，費爾盯著她看了好一會兒，眼睛眨都不眨，好像眼前的人不是自己認識二十五年的妻子，他說：「寶貝兒，你不是糊塗了吧，你是我這個堂堂正正的醫生的妻子，連你也相信這些似是而非的東西？如果這些能解決我和其他人的疾患，那還要我們這麼多醫生和醫院幹什麼？」愛蓮有備而來地回答道：「你問了那麼多醫生，不是也拿不定主意嗎？你的狀況也不用立刻動手術，為什麼不多看看不同的方向呢？這些東西就算沒有任何效果，至少也沒有任何副作用。而且照道理來說，我認為或多或少會有用的。試一試，能有什麼損失？」

出於對丈夫身體的關心，愛蓮在這個問題上的堅持似乎比任何時候都要堅定。愛蓮是個傳統的賢妻良母，很少介入丈夫的工作，家裡的事雖然由她管著，但也常會先聽丈夫的想法；而現在丈夫的身體出了問題，她內在的焦急和不安讓她有點不同以往，非常堅定地要丈夫聽她的意見。

費爾從來沒有看過妻子這樣的態度，他一言不發，竟然沉默不語了好幾天。作為一個很有知識和素養的女人，愛蓮理解丈夫的內心世界，很明白丈夫的疑問和困惑。她不想去傷他作為男人、更作為一個名醫的自尊和面子，也不再逼問他那些目前他也無法回答的問題；但她卻也沒有放棄努力，私底下她憑著自己的知識與直覺四處去尋求可能的醫生、產品和療法。兩個星期後，她把兩個方案放在丈夫面前，是兩個自然療法醫生，她希望丈夫從中選一個醫生和方案來試試。

愛蓮深愛自己的丈夫，所以容許他沉默和疑惑，也不會強迫他什麼；但她仍相信丈夫會給她一個正面答案的，畢竟二十五年的朝夕相處，她相信自己的判斷不會錯得太離譜。果然，兩週後的一個早上，費爾對妻子講：「給我幫醫生約個時間吧，我想好了！」

費爾見過第一個自然療法醫生文森特後，就沒想過要再見第二個。後來，他笑著描述了這次經歷，他說當了這麼多年的醫生後，第一次坐在病人的椅子上，他對自己的這個新角色感到很陌生，並且努力讓自己靜靜地聽而不說一句話，然後回答文森特的每一個問題；這些問題從他飲食的每個細節，到一些平時自己根本沒有注意的身體現象。費爾說，幸虧愛蓮在場，不然有些問題他根本無法回答，因為他自己從未注意過，也幾乎從不曾問過病人。

而對於「另類醫療」，他更是有一點出乎意料之外的體認：他對文森特的第一印象是，他具有那些值得尊敬的醫生的那種職業素養，有紮實的醫學基礎知識，也能掌握分寸，對病人有著發自內心的認真和同情。作為一個德高望重的醫生，費爾知道這些是一個醫生所應具備的根本素養，雖然沒有多少醫生能真正具備這些，但費爾自己始終堅守，沒有絲毫懈怠。

費爾接受了文森特的分析和三到六個月的第一階段方案。這是出於對文森特的好印象？是無奈之舉？是為了妻子高興？還是真覺得有道理？愛蓮並不想追問，有試就好！在這種時候，模糊哲學最好，不必那麼明白。

一週的大劑量營養素補充後，儘管他還不時吃止痛藥，但左股骨關節在他走動時的疼痛感似乎減輕了點，而且身體整體的感覺也好了些。有點用？還是心理作用？他不敢斷定，但總算是有個好的開始。

可是，正當費爾期盼有著更大進展時，在第十天上，他的胸部出現紅疹，而且很癢，顯然是對什麼過敏。由於他的飲食並沒有改變，所以難道這是因為營養素中某種成分的累積？

對於過敏，任何醫生都是很小心的，他立即打電話給文森特，而經驗老道的文森特立刻對早晚的配方作出一些改變——這讓費爾又開了一次眼界！文森特沒有用任何抗過敏藥（文森特是可以執行醫療行為的正式醫生），而是用澈底清理消化系統的辦法來調整他的過敏反應，才三天時間就生效了。再接下來的三週，是繼續清理消化系統並同時調整他的全身，尤其是調理恢復整體骨骼系統，針對人骨關節炎症／供血不足性壞死用藥。三週結束後，再恢復為原有的配方。

隨著感覺變得輕鬆，到第三個月時，費爾開始一點點停用止痛藥和類固醇類抗炎藥。文森特醫生一方面對費爾的進展很滿意，另一方面又一再告誡他，他的關節恢復之路還很遠，而且修補過程中病情可能有時會反覆，能恢復到何種程度取決於很多因素，要有耐心——這也是費爾常對病人講的話，而這次反而是由別人對他講了——費爾耐心地配合，儘管恢復並非一帆風順，但讓費爾真的對營養療法有了信心的是二十週後的核磁共振攝影（MRI）結果：他的左股關節的受損程度退縮了百分之六，而右股關節的受損程度居然退縮了近一半（百分之九）。顯然，右邊受損輕，因此恢復也快一些，但不管怎麼說，這對費爾而言是個極不可思議的結果：**人體的這種慢性炎症損傷居然也能修補回來？！**他依然不敢相信，依然半信半疑，但從這個時刻起，他決定堅持走在自然營養療法上，而且對避免手術有了期盼和信心。儘管文森特還是告訴他，下面的恢復路可能依舊很長，但他是決定要走到底了；他還決定，一年後他要到北美洲西南角海灣，那裡有一所目前最先進的自然療法中心，他要去做一次全面的檢查和治療，他要親自體驗一下這個劃時代的、以細胞營養學醫療為基礎的綜合自然療法創舉。

■

費爾醫生沒有告訴醫院裡的同行們任何他的醫療過程，這當然不是因為他是個只知獨享的吝嗇鬼；他沒說，是因為他是一個認真的人，他要自己澈底清楚後才說。顯然，費爾醫生依然沒有真正從困惑中走出來，畢竟，他是一個在臨床上用傳統醫療工具——處方藥和手術——給病人看了二十五年病的醫生，雖然自己的病卻是透過另類治療才有了意想不到的起色，但他或許還需要更多的時間與驗證去接受這個事實。

不過奇怪的是，費爾醫生雖然沒說，但他的同行們也沒有問；人們看到他逐漸好起來，走路時的一瘸一拐好了很多，但卻沒有人問他是如何好起來的。雖然他也不希望人們在他還沒準備好之前就問他許多問題，但他還是感到了某種失望和新的疑惑：**是人們忙得根本就沒感覺了？還是他們害怕問這種問題？怕知道一種意想不到、或違背自己信仰原則的結果？**

對於費爾醫生，他還需要積聚更多的勇氣才能走出下一步，這一步就是要將自己對「營養療法」的親身體驗告訴同行們！他說，他會走這一步的。費爾說，醫學是自己的夢想，這次經歷真的讓他重新思索了很多問題，**醫生的根本目的是解除病人的痛苦，所以方法是什麼並不是最重要的**。

費爾從這次的經驗中，也很快就領悟到營養療法的基礎原理：**即提供給身體所需的原料，讓身體系統自身去進行修補的工作**。人體蘊藏著無窮的潛力，一切都還有待生命科學去揭示；但就目前的發展而言，關鍵之一是營養素的選擇。費爾說，傳統臨床醫療固然值得尊敬，但他已意識到它的侷限；同時他更意識到，他必須要突破他的職業生涯對自己的思維所構築出的障礙！這等於是要否定掉自己的一部分，讓自己全面翻新，這或許比修復他的關節還要難上許多……。說到這，費爾大笑，說不知道自己是否已經準備好去承擔一個開拓者的角色。

費爾醫生在醫學之路上已走了三十四年的成功道路，他早有了習慣的方向；如今，他卻

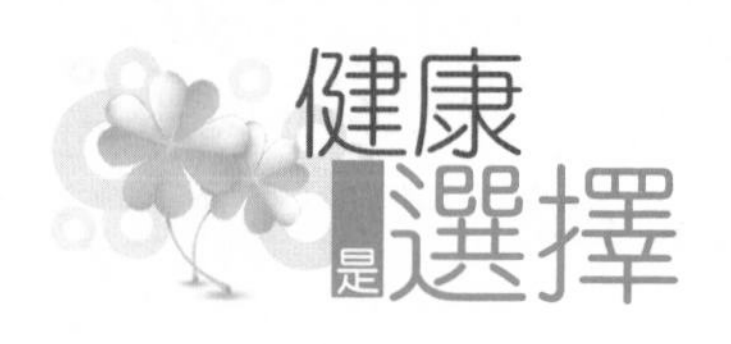

必須重新找到自己的位置，從新的方向找到生命的不同出路。**而要找到這個方向，從問題找答案是最好的辦法**——一場大病過後，費爾的身體健康在逐漸恢復，而他的思考也在同樣漫長的過程中重新尋找出路。

第十三篇

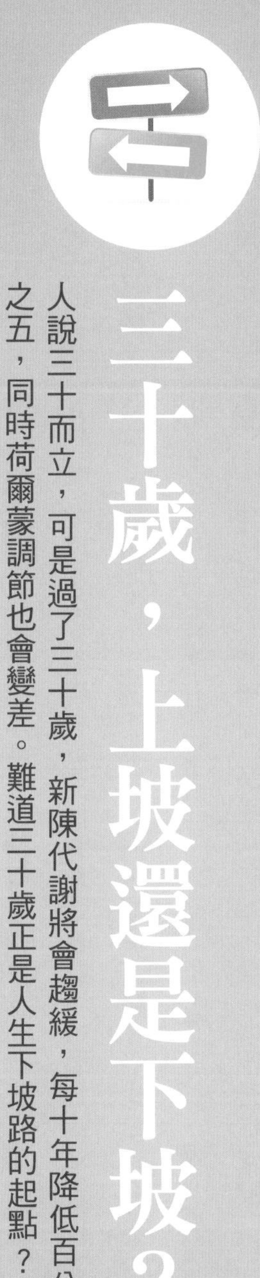

三十歲，上坡還是下坡？

人說三十而立，可是過了三十歲，新陳代謝將會趨緩，每十年降低百分之五，同時荷爾蒙調節也會變差。難道三十歲正是人生下坡路的起點？

一般而言，人並未脫離經驗動物的範疇，所以如果能從別人的經驗中得到啟發，防患於未然，在我看來已經可以列入先知先覺的行列；而如果能從自己的教訓中學到一課，也算是可貴的後知後覺；可遺憾的是，不知不覺、甚至拒知拒覺者卻屢見不鮮。這些年來，我從眾多的案例中感覺到，對年輕人講「注意身體健康」，大多數得到的回應都是聽而不聞，或恭敬而從不從命。雖然每個人都年輕過，每個人都有過叛逆的經驗，但**人就貴在能有眼光和思維，能從經驗中及時吸取教訓！**

二十七歲的方臨是在英國學習和工作九年的小夥子，他仍然在尋找自我；他不像他的父母輩那樣從沒有尋找過自己、或從來沒有找到過自己，因為他們是生長在一個沒有自我的年代。但如今時代不同了，二十世紀八〇年代出生的年輕人是懂得尋找自我的新新人類，方臨和他們之中最優秀的人們一樣，其長處是能在發現自己的同時創造自我，這恐怕正是希望之所在——無論是對於國家、社會、還是個人小我。而不論如何，即便方臨在尋找自我的路上還有一段路要走，但在追求健康上，他已經沒有任何疑問了——認真的一日三餐、適當的營養補充、適當健身、適時放鬆——他認真地實踐著自己的生活哲學，而這些卻是他走過一段彎路後才找到的正確出路。

■

方臨是個在大公司工作的單身貴族，擺脫了父母的叨絮，沒有了家的牽掛，享受著一段屬於自己的自由時光。他的三餐都是在附近的小吃店、早餐店或便利商店裡解決，早上是煎火腿、熱狗、雞蛋、麵包；中午是雞肉飯；晚上或許和中午一樣，又或許是一碗擔仔麵；如果渴了就喝飲料。不用買菜、不用做飯、不用洗碗，真是愜意。

但**人活得愜意，身體卻未必愜意，它遲早會受不了這種自由自在的飲食方式**，至於何時會抗議，因人而異；可是就多數情況來講，身體會一點點地提抗議，而且一般會從胃開始。**胃這個器官的優點、缺點都是「嬌」，用醫學的話來講就是「敏感」**。從優點的角度而論，它會及時提醒你關注它，而不像肝那樣忍辱負重、忍氣吞聲，最後才來個大爆發；而從缺點的角度講，它的確不那麼耐用，要倍加愛護，特別是胃表面的黏膜，它們工作辛苦、消耗得快，一定要迅速更新和修補才能正常運作。

隨著方臨快樂自在的日子過得越久，他胃的「呼救」聲就越來越大。胃產生了極度的堵塞感，出現嚴重的脹氣，隱隱作痛，讓他無法好好工作、吃飯和睡覺。於是，他不得不開始找醫生，但無論中醫西醫，都找不到確切的病症。他想，這或許只是一般常見的胃炎，應該不是什麼大毛病，所以他對症下藥，吃止痛藥、吃消脹劑。

而很糟糕的一點是，**居然沒有一個醫生注意到他每天究竟吃了些什麼！**

就這樣熬過一兩個月，方臨最後才想起先前曾聽說過的營養療法，這次他決定要嘗試看看：首先，從恰當地改變每天飲食開始，在「以菌克菌」清理腸胃的同時，用一段時間的營養代餐減輕腸胃的負擔，同時保障營養的充足，並用組合較為全面的高效酶幫助胃腸工作，調理肝的功能等，透過多管齊下的方式幫助整個消化系統功能恢復正常。營養療法開始後不到一個星期，原本那些讓他坐立不安的不適感就減輕了；兩個月後，一切恢復正常，同時方臨重新開始一種有利於健康的生活方式。

從極端的不舒服到逐漸感覺輕鬆，這種體認是很難忘的——營養療法的功效讓方臨對健康有了一個新的看法與新的思維，這樣的經驗和啟迪，無疑是可以受用一生的寶貴財富。

■

阿鈴，一個年僅三十歲上下的女醫生，能幹、聰明而要強，雖然她沒有像先前故事中提到的費爾醫生那樣富有盛名，但作為一個傳統西醫出身的醫生，她能在身體發生問題，而同行醫生「宣佈」束手無策的情況下，自行探索所有的可能；她在看了《健康的真相》一書後，認識到了現代營養療法且對其理念感到認同，最後，她大膽嘗試營養療法，並因此得到很好的效果。

這又是作為一個傳統臨床醫生其思維的突破與目光的超越，所以我尊重她，也願意用自己的專業知識去全力幫助她。

我和阿鈴逐漸達成了共識：當面臨目前醫學還不能澈底戰勝的疾病時，透過營養療法的控制，能讓身體達成平衡與相對協調，使患者的生命和生活都能維持一定的品質，並讓患者能感覺較為良好——這是營養療法的功效，尤其對於年輕的身體來說，全面加強營養和保護能夠引發人體自身的免疫系統產生奇蹟，**當身體在得到應得的關心和愛護後，自我修補的能力將會開啟隱藏在我們人體自身內部的希望能量**。

■

小銳三十四歲，話不多，是家裡的支柱，他把一家人的健康攬在自己心上，包括父母、

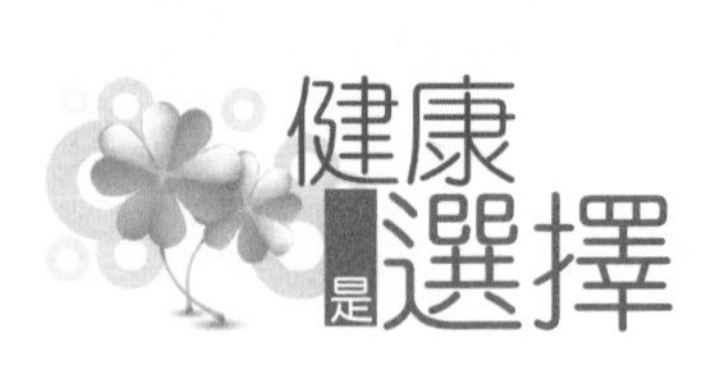

妻子、女兒，而可貴的是，他也沒忘了自己。

在認識營養療法時，他們全家人的健康（包含那剛退休的父母），如果依大多數人的標準來說，大概是不用擔心的；但小銳的目光卻超越了這一般的標準。在他對預防、保養的道理有了更進一步的理解後，他細心地設法解決自己和家人那許多「看起來」好像沒那麼嚴重的問題，例如父親的血糖不穩、自己的輕微痛風等。而在使用全面營養療法的過程中，他除了切實感到身體狀況的改善外，並更加挖掘出新的問題──那些之前他認為微不足道的「問題」──比如，一直困擾妻子的長期反覆口瘡和口腔潰瘍，實際上這往往是某些嚴重問題的前兆；所幸靠著營養療法的全面調理，這個症狀也不藥而癒。

其實，各種外來營養補充對人體內在的自我修補是看不見，有時候也不一定會有明顯感受（特別是身體尚年輕而活躍時）；可是**身體的保養就像是對一輛車的愛護，做好日常保養與階段修補，才能避免在行進中拋錨，運作也會相對順暢，壽命亦能因此達到其可能的極限值**。

■

從目前很多統計數據來看，現代人方便的外食文化中，三十歲左右的單身貴族比青少年所受到的影響還大、受害更深；原因在於青少年一般還未脫離家庭生活，多少有家長的約束，特別是做母親的一般都會給孩子提供相對健康的飲食。統計還顯示，人過了三十五歲以後才會逐漸脫離「隨便亂吃」的階段，這時多少會思考一下飲食的內容。

美國一個針對二十五到三十五歲年齡層的統計顯示，早餐不吃或草草了事的人居然占了一半；而這些人中，男性一般選擇最大份的漢堡作為午餐，晚餐也是在各種不同的速食中做選擇；零食是薯片，飲水則常用可樂一類的飲料取代，整天高糖、高油脂、高鹽、以及各種超量的人工添加劑，**高能量而空營養，是名符其實的「垃圾食物」**。至於另一半的人，儘管在不同程度上重視食物的多樣性，也留意到蔬菜和水果的攝取，但如果用全面、適量、均衡和多樣化的科學飲食標準來衡量，和標準仍相去甚遠。

當然，東方人的飲食習慣和西方人畢竟不同，雖然我們的午餐和晚餐不會經常是漢堡或其他速食，但基本上也是在早餐店、路邊攤、小餐廳中解決，而問題的性質仍舊不變：高糖、高油脂、高鹽、以及各種超量的人工添加劑，相較之下，那麼一點點的蔬菜攝取根本是九牛一毛。

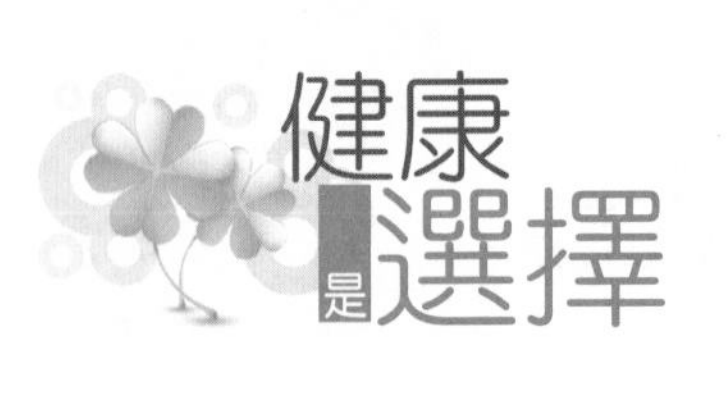

要知道，飲食除提供給我們身體能量去建造、修補、並運作身體系統外，還可以讓人的生活快樂——毫無疑問，吃是人生的一大樂趣，和朋友家人到外面聚餐更是一大樂事；但餐廳的商業性質決定了它的飯菜必須以色、香、味為最佳原則，基於利潤考量，如何達到色香味的效果則是經營者和廚師們最基本的職業思考；也因此高糖、高油、高鹽都是難免的，其他選材和烹飪上的不健康因素也難以在這一一羅列。總之，**長期在外用餐並不是一種值得提倡的生活方式**。

外食文化，再加上工作壓力所造成的加班文化，讓那些長期不見日光、不幹體力活的上班族身體特別容易出狀況：整日疲倦、晚上不容易入睡、白天注意力很難集中、腰酸背疼、沒有食慾……。而更要不得的是，不知為何，年輕的上班族間還有風行著吃辛辣食物來刺激食慾的飲食潮流，例如麻辣鍋、麻辣鴨血等，這都讓他們本來消化吸收就偏差的問題更加顯著，便秘因此成為家常便飯。

而上班族的另一個壞習慣：憋尿，更容易造成尿道感染。除此之外，三十多歲的年輕人因為不重視健康，免疫系統功能往往較弱，容易感冒，一旦有流感就容易被傳染，感染後恢復得也慢。

當以上這些因素全部綜合起來，就為退化性疾病準備好了溫床，一旦外部條件適宜，或遺傳上的缺陷轉為顯性的條件成熟，疾病就會形成。

是的，正值盛年的上班族們，無論是白領還是藍領，身體往往都不是處於最佳狀態；危險的是，相當多的人將身體的這種狀況習以為常，覺得身邊的人也都是如此，所以自己也沒必要和別人不同，**自欺欺人，把身體的不正常運轉當成了正常**。更危險的是，他們一有不舒服就吃藥，以為這樣就能讓不正常的一切恢復正常；這就像是開著一輛車橫衝直撞卻從不保養，拋錨是遲早的事，只剩下毛病是發生在哪個部位的問題。

■

二〇一一年夏天，在一個和三十多歲年齡層的健康生活座談會中，有一個小夥子讓我印象深刻。他非常直率地告訴我，他就是不喜歡在飲食上對自己有任何一點約束，他情願想吃什麼就吃什麼、想喝什麼就喝什麼，就算死了也不遺憾。我忍不住笑了：「非常有年輕人無拘無束的特色！」我說，「不過你來參加這個健康生活的座談，不是為了想讓這種想法得到大家的肯定吧？」他也笑了。我繼續說：「其實我並不反對你的生活哲學，可惜的是，如果你因為飲食不健康，造成的多是一些長期慢慢侵蝕的退化性疾病，那可不會很輕鬆地死去，那樣活著還會有趣嗎？」聽完後他不得不承認，這倒是很折磨人的地方。的確，如果一瞬間就死去了，那留下的大概只是活著的人的悲哀；但退化性疾病的折磨，則是病人與親人都無法逃避的一種不幸。

有這麼樣一個研究。

太平洋西岸地區的某個健康俱樂部做了一個歷時十二週的飲食實驗，所得結果非常有趣。因為經費原因，該實驗只有三十個人（二十八到三十五歲）參加。他們在第一週用高品質的代餐作為三餐，減少百分之二十的能量攝取，用大量蔬菜、水果或一定量的堅果作為零食，同時搭配清理肝臟、腸胃的營養補充品。

從第二週開始到第十二週，全部都再配上全面調理身體的基礎性微量營養素補充劑。第二週時，早午餐和零食不變，晚餐變成一般的飲食，但是以優質蛋白（魚、雞肉等）、蔬菜，再加上適量麵包／麵條／白飯組成；第三週起，除一頓代餐外，其餘的兩餐在大量的、不同種類的蔬菜之外，再根據體重和每人所需能量的評估，控制在：每人每天一到三個雞蛋，一百五十到兩百克魚／瘦肉，一到二杯含脂量百分之二的牛奶或無糖優酪乳，兩百到三百克的雜糧麵包／混合米飯／全麥類麵條。

十二週後，有的人因此達到自己多年來一直無法實現的減重目標，而所有的人更是有著一個共同的感想：沒有想到短短十二週時間，透過飲食調理、每天三十分鐘的健身、再配上適當的營養補充品，這樣就能讓身體感到如此的輕鬆和舒服！

從這個實驗中，他們都感受到健康生活的愉快，健康康飲食也並不意味著枯燥單調，而是可以有滋有味，豐富多彩。同時他們也體悟到：**健康生活需要一定的自律、一定的知識和思考，也必定無法離開一定的運動，但健康絕對不是高不可攀！**

身體不應是沉重的負累，而應是載著我們的生命橫渡至彼岸的輕舟。我們要尊重、愛惜和保養它！在生命的歷程中，你應該儘早去意識到、瞭解到和感受到健康的生活，像上面故事中的那些人一樣，越早看到身體保養的長遠利益並實踐它，你就能健康得越久。而這正是你在這個時代應有的人生選擇，對嗎？

第十四篇

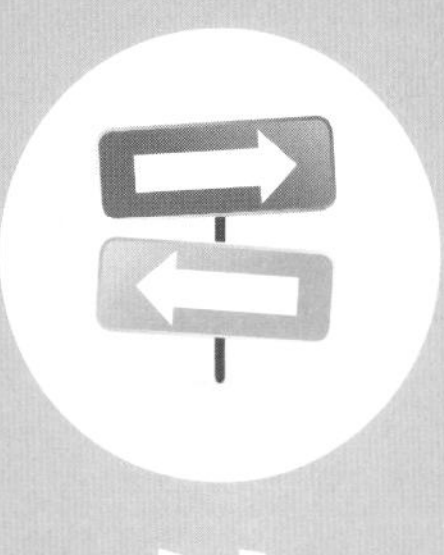

健康是種財富

一個智慧的人應該真正明白，健康是人生的最大幸運和福份！

——希波克拉底（西方醫學之父，古希臘哲學家 460～377BC）

二〇〇四年歲末，在社區的慈善捐款會上，我才算是真正認識了鄰居莫妮卡，並從平日的點頭之交變成朋友。

莫妮卡是法裔美國人，多年來，她一直用業餘時間為當地罹患白血病的兒童募集捐款，每到歲末年初，她一定會舉辦各類活動，其中之一，就是讓海灣這幾條街的人們變賣家中不用的東西，並且希望參加的人無論賣出多少，都至少把所得的百分之二十捐給她所服務的基金會。她跟我說，事實上，幾乎所有的人都捐了所有賣得的錢，她對大家的慷慨既驚訝又感動。

每次辦活動的時候，這個小地方就像過節一樣歡樂，每座房子前都堆滿東西，大到傢俱、小到孩子的舊玩具、書、衣服、餐具、廚具……應有盡有。除了少數看到廣告而前來的外地人外，其實大多都是本地人間彼此交換一些有用的東西，純粹是有趣。至於賣剩下的東西，莫妮卡會找來有關公司或其他慈善機構來帶走、清理，或整理乾淨後分給需要它們的人——這真是一個一舉多得的活動，每家借此清理不用的東西轉給需要的人，又為慈善活動籌集了善款。

在又一次跳蚤市場活動舉辦前，我們這一群自願來幫忙的人一起坐下來喝咖啡、吃點心，而這時，她和我居然一同發現到——只有我們兩人在那麼多糕點中僅選擇了牛角麵包，而且沒有再塗奶油或果醬——她興致勃勃地跑過跟我開玩笑說：「你是從什麼時候開始這樣吃我們法國人的早餐的？」我愣了一下，一時不知道怎麼回答，先笑了笑才接著說：「你問了一個超難的問題。不過我想，可能是因為我第一次見到這兩樣東西時是在歐洲吧，當時憑東方人的直覺，很自然就覺得牛角麵包和咖啡搭配起來味道一定很棒，可惜的是，那時我是在德國，不是在你們法國，所以一開始我還以為這是德國人的玩意兒；我後來才知道，從原始的『發明權』來看，這是你們法國人的吃法。」說完後我笑了，她也很高興，對我說：「我們既然有相同的味覺，就肯定會有共同之處。」我說：「至少會有一部分。」我們又笑起來，旁邊的人也被我們逗笑了。

和她的緣分，就像和喬治老先生一樣，似乎也是從吃開始的。莫妮卡是法裔美國人，法國人遷居歐洲其他國家的人不多，到美洲的人更少，就是有，他們一般也選擇加拿大的法語區或舊時的法屬殖民地，因此我一直很好奇，為何她會選擇定居在美國西北角一個相對偏辟的小半島上？

她彷彿能預讀我的心一般，那天之後，她第一次約我喝咖啡，那時她就很高興地對我講述她自己到美國來的故事，在她看來一切很簡單的就發生了：她和丈夫沃爾夫在美國蜜月旅行後愛上這個小半島，於是他們在這裡買了現在的房子，移民到這裡，在這裡建立起家庭。她說，他們的一兒一女是典型的美國孩子，在大學之後就澈底單飛了；但他們很懂事，常打電話回家，也會回家過耶誕節和感恩節，不吃太多速食，每天至少會替自己做一次飯。看來她真的對自己的孩子很滿意。

接著她繼續說起更遙遠的故事。二十八年前，她和擔任工程師的德國丈夫沃爾夫結婚後，一起到加拿大和美國西部旅行，他們買了一輛小型房車，在加拿大哥倫比亞區、華盛頓、奧勒岡、加利福尼亞、科羅拉多、亞利桑那等地旅行三個月。沃爾夫喜歡地質、工程，又是業餘攝影愛好者；莫妮卡是護士，很喜歡繪畫和攝影，對色彩和室內裝飾格外喜歡。而這樣的他們，在美國西部，找到了自己的靈魂。

她開玩笑地問我：「你聽說過沒有，在歐洲，德國人和法國人是不和的，人們稱德國是歐洲的頭腦，說法國是歐洲的心臟，你看看大腦和心臟不和，太危險了！我和沃爾夫做朋友的時候，我的朋友們就認真警告過我，可我們倆真是幸運的例外！我們簡直是靈魂相會，沒有誰比他更適合我了！」一個中年婦女還能這樣形容丈夫，真是不容易，她性格寬和，心胸寬闊，是一個身心都很健康的人！

後來，我們的話題除了婦女常談的衣食住行外，還逐漸涉及醫療、健康、營養的相關領域。我們都是在成年後來到另一個國家，又都是來自另一個文化強權，很自然多會帶著移民的「眼光」看待事物，雖然友善，但也犀利。美國的醫療制度是我們談論最多和批評最多的，其次是美國的飲食工業化，這些都是最令人無奈的話題；我們只能慶幸自己都是有醫療保險的人，也很自覺地儘量避免飲食「美國化」。

她是護士，對美國的醫療體系可能有最直接的發言權。她喜歡美國在醫療技術上的求新求變，勇於接受新事物，同時也有著非常嚴格的程序來加以保障；但即便是這樣，她還是看到太多人的健康出了問題。她告訴我，這是她為什麼會提早從護士工作上退下來，從事地區健康管理的原因，她希望人們能重視預防疾病，重視健康，少受痛苦。

雖然莫妮卡是法國現代醫學護理專業相關畢業，但也許因為她自己的天性，她對歐洲的草藥學卻情有獨鍾，而且也很快就接受了我對她說的系統營養保養／療法概念，實踐起來很認真、很有創意。她無論是在工作中，還是在業餘時間裡，只要有機會，就會告訴人們**要把健康當成財富來清點**，這是她成年以後的一貫做法。她認為自己會對身體和健康有如此的領悟，一半是由於天生的警覺性，一半是由於她的母親和外祖母。

她的外祖母是一個鄉村醫生；母親二戰時在英國從事後方醫療服務，在著名的諾曼第戰役中做過戰地護士。她說，外祖母和母親都是高舉著生命的人，雖然那是不同的歲月，是戰爭的狀態；但現在，她要做的也是讓人們高舉自己的生命和健康，要人們把這些放在心上、當成至寶，而不是只把房屋、汽車看成財富，卻忘了最根本的財富——健康。她要推廣健康，**讓每個人每年檢查自己的身體，觀察自己的變化；在吃上要有意識地做精細「投資」，而不能天天吃最便宜的加工半成品、吃速食**。她還計畫用最直接的方式教人們做簡單又美味的健康家庭餐。

她有一系列的想法和計畫，要把健康的各個面相一點一滴的耐心告訴人們。她說，要抵禦食品的商業化確實很難，因為商業化的食品是那麼迎合人性的弱點，求快、求方便、求順口；但人們不知道，這導致的是緩慢的身體摧殘——事實上，**設計這些食品的人自己卻不吃**

這些食品，甚至推銷這些食品的人一般也不會吃這些食品。

她說，她現在最大的目標，就是要人們認清這些事實，期待至少能喚醒一部分的人，「總會有的，或早或遲。」她像是呢喃般的這樣說道，眼中也掠過一絲陰霾，淡淡的，但明顯。**「和人性中的弱點較量，我們有多大的機會？」**她問我，我也這麼問他，其實，是在鼓勵我，更是鼓勵她自己。

我說，美國是個自由的社會，資訊紛雜，**所有東西事實上都是那麼赤裸裸擺在眼前，真正的關鍵是每個人自己的目光**——我們能做到的，只有啟發人們科學地去珍惜健康，無法強迫。這是一條漫漫長路，但總會有越來越多的人明白的，或遲或早！

■

「把健康當成財富來清點」是莫妮卡當成「聖經」來傳播的概念，而這個世界上也真的有不少人做到這點。

林達就是這麼一個可愛的東南亞女士。她矮矮小小，個頭勻稱，沒有一般東南亞中年婦女的那種蓬鬆和發福，也沒有一般東南亞婦女的濃妝習慣；她結實得像個鐵蛋，很緊實，讓我想到化學結構中的分子最佳排列，也就是大自然的最小體積原理。和她熟悉後，有一次我們一起打羽毛球，中間休息時，我告訴她我對她的第一印象，她哈哈大笑很久，然後說：「看來你的確是學自然科學的，我無論如何也不可能這樣來形容自己的身體，但我喜歡這種描述。」我說：「這個秩序是大自然的恩賜，世間動植物都應該這樣有序地緊密排列，太快或太慢的堆積都會出問題。你看，養雞場的雞、人工養殖的魚等，為了在短時間內達到商業化所需求的重量，就被不當地填鴨式餵養，那麼其體內細胞特定的代謝生產線必然是超負荷運轉，而不可能正確吸收和排列；最後出來的產品也必定是『半廢品』，人們長期食用這些問題食品，日積月累，結果可想而知。」說到這裡，我才猛然發覺，我又犯職業病了！自己說得很投入，但可能會把一個完全沒有相關概念的人弄得一頭霧水。因此趕忙說道：「對不起，我可能把你弄糊塗了。」不料她卻表示，自己其實很高興能聽到這番話，這並非是出於禮貌，而是真正想瞭解自己的身體。她對我說：「**生命是上天對我的恩賜，是我的第一財富，我會愛惜和清點，就像管理我的帳戶，要讓它收支平衡。我知道得越多，就會把它們保護得越好。**」

我對於她的認真很感動，同時也驚訝於她能說出這番哲理！雖然她看似個鐵蛋，事實上卻是一個淑女，舞蹈音樂繪畫都有所薰陶，也是個很有智慧的女性。

林達來自印尼爪哇島的一個商人世家，是雪梨一所私立音樂學院一九八二年的畢業生；母親是從福建漂洋過海嫁給她父親的，由於父親家在當地是顯赫一族，母親成了大家族中的小媳婦。但隨著父親的早逝，母親離開了那個家，用私房錢創業，含辛茹苦地養大她和兩個哥哥。

母親最心疼就是最小的林達，希望把一切能給的都給她，培養她跳舞、繪畫、彈鋼琴，送她到雪梨讀音樂學校；總之，母親把所有能為女兒做的全都做了，最後，在一個隆重的天主教婚禮上把林達親自交付給一個她認為最可靠、能給女兒一生幸福的女婿手裡，還為林達準備了一份豐厚的嫁妝。真是天下父母心！

但這也許正是一些東方家庭揮之不去的「惡習」？父母賦予兒女所有他們能給予的，但偏偏不知道、不問兒女喜歡什麼，同時也鮮少讓他們親自在社會中走動，沒有機會去社會中品嚐一下與家庭完全不同的滋味——可是不管如何照料，兒女終究還是要經歷一段誰也代替不了的全新的摸索和磨練。

林達剛離開母親羽翼不到兩年，在她事先根本沒有覺察的情況下，丈夫和她的好友一起

「失蹤」了，雖然那時她已經二十七歲，但仍然是母親掌中的嬌嬌女，這樣的突變當然是晴天霹靂！

她無法接受這個打擊，絕食、自殘。那時她剛取得駕駛執照不久，還不太會開車，但依舊成天昏頭昏腦地在繁忙的雪梨大橋上行駛，想在車禍中死去……。最後，還是偉大的母親挽救了她——在越洋電話費是天價的一九八〇年代，電話的另一端傳來堅定但又充滿母性的聲音：「那個男人不再愛妳了，也許他根本就沒愛過妳，是我看錯了人，我非常對不起妳。但就算天下所有的人都有負於妳，只要妳愛自己，一切都是有希望的；這條命是屬於妳自己的，要不要是妳的決定，但妳要慎重，要對的起自己，好嗎？」林達從來沒有聽過母親說這樣的話，但也因此冷靜了一點：既然自己其實並不想離開這個世界，那就只剩下珍愛自己這條路了。

雖然道理上的理解並不等於感情上的平靜，但人畢竟是理性的動物，道理仍舊具有鎮靜的作用。她前往母親身邊靜養半年後，才又再度回到自己家，她知道，自己需要慢慢地找回真正的自我、找回生活。是的，這點是最重要的——**只要弄明白自己要找什麼，就一定能找到！而她最先找到的，是一個最基本和最重要的東西，那就是對自己生命的珍愛！**

回到家後，她重新依照自己的心願調整了家裡的一切，讓自己擁有一個舒適、寬鬆的環境。

而工作上，雖然她不是一個職業的鋼琴家，音樂或許也不是她靈魂的一部分，但她的基本功是專業的，加上從小到大在教會做鋼琴伴奏所累積的豐富經驗，所以她選擇繼續以教鋼琴為業。她是一個認真負責、善良仔細的鋼琴老師，深受學生和家長們的尊重和歡迎，她的學生中，很多人都通過了八級考試。而很多時候，她會以自己為例，勸告一些家長，如果他們的孩子並不那麼愛鋼琴、或那些孩子真的沒什麼鋼琴天賦，那麼順從孩子的愛好，才是讓孩子心理健康的最好選擇。

生活上，她按照母親的建議，先從基礎開始學習做飯，然後去學習廚藝作為第二專長，盡量減少外食；另外她更參與一些俱樂部和教會活動，並恢復打球、跳舞的習慣。她說，這是她對自己身心健康投資的一部分。

而正因為她有這樣對自己健康財富的管理理念，在我們認識後不久，她很快就接受營養療法作為解決健康問題的導引，順利解決那也許是由突變所導致的甲狀腺功能紊亂的臨床醫療困惑，並學會在更年期臨近時調理自己。套句她自己的話：「**只要隨時清點健康，一切都**

能順利平緩地度過。」因為有了身體的健康，精神的健康就有了最好的基礎。

我一直很相信哈佛大學的校訓之一：**人的精神健康和生理健康是成正比關係的**。林達這段身心健康相互促進的故事，以及她的健康財富理論，對於人們的健康觀念都具有很好啟發意義。林達的經歷是適用於每一個人的。

■

在我熟悉的朋友中，能明確理解「健康是種財富」的，還有一對美籍日裔老夫婦米茨和瓊。說起來，由於歷史的原因，又或說是偏見也好，作為六〇年代長大的華裔人士，我對於日本人總感到隔閡。儘管我們有共同的美國朋友，我仍本能的和這對日本老夫婦在很長一段時間內保持距離；他們對我也是有一點日本人特有的矜持，但偶爾也會把我當成他們的兒女一樣，邀我過去吃頓飯。

後來，我慢慢地才知道，在那場我一直以為是正義與邪惡交戰的第二次世界大戰中，米茨是美國軍隊派往歐洲的的戰爭英雄，獲得過銀質獎章，在歐洲的所有二戰勝利慶祝活動中都是重要的貴賓。

當年，珍珠港事件發生後，美國在歐亞兩邊都相繼捲入二戰，很多在美的日本僑民財產被沒收，米茨和瓊的父母都被關進為他們特設的集中營。瓊回憶起當時，那年是一九四二年，她去上高中時因為怕同學提到自己的父母，不願到集中營去看父母，常常在那條路上走到一半就哭著轉身離去；這麼多年過去了，她說到這段經歷，還會忍不住流眼淚。

他們夫婦都是美日交戰的受害者，而也許就是經歷過戰爭的災難、政治的顛簸，他們對生命變得倍加愛惜。基於日本人特有的精緻生活方式，他們把生活計畫得異常周到，米茨靠種花、養花為生，為很多中小型企業提供室內的鮮花裝飾；而瓊開了一間小小的日式風格賀卡禮物商店，裡頭就像她本人一樣小巧、精緻，布置得一絲不苟。這間小店鋪吸引許多日本僑民，也吸引不少一九八〇年代以後逐漸對日本文化感興趣的美國人。而由於他們服務到家，兩人的生意一直都是穩穩的。

而對於健康問題，他們有計劃又慷慨的把所有有利於健康的要素都規劃在內。從六十五歲起，他們相繼賣掉生意；然後把房子換成最小的、傢俱換成最簡單的，僅僅保持一個能活動的簡單院落；最後車子也換成了最小的。從中，他們把每個月能靈活支配的開銷預算增加了一萬五千元（他們很精細嚴謹地把這個預算推估到了一百歲），而把這筆錢專門用於兩人

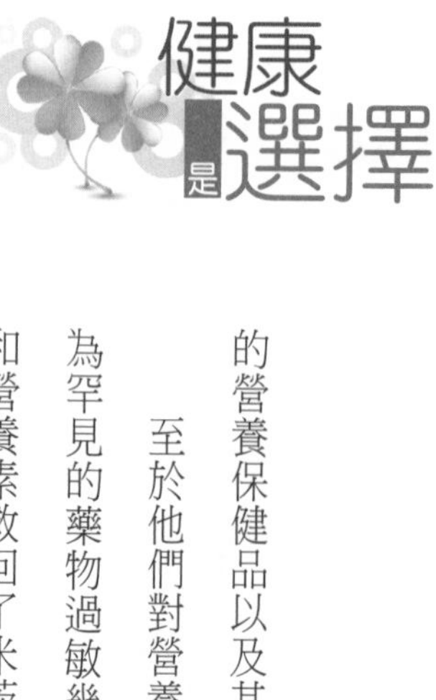

的營養保健品以及其他的健康需求上。

至於他們對營養療法的篤信，源自於米茨五十五歲時的一場健康危機；那個時候，他因為罕見的藥物過敏幾乎已經被判了「死刑」，所幸當時有一位日本醫生，用調配的綜合草藥和營養素救回了米茨。當他們第一次告訴我這段歷程時，老實說，我還有點擔心他們會不會是把一時的成功當成一個普遍真理，錯誤的盲信「另類療法」；不過依他們所說，在米茨那次生命危機後，瓊從社區大學及不少協會的講課中學習了不少營養知識，而進一步的從他們的整體生活來看，他們的這種篤信並非是盲目的輕信，更沒有以偏概全。

對於營養療法，他們不斷的學習與吸收新知。一開始，是對身體各方面知識的學習，而在瓊對營養素有了專門研習的認知後，他們開始不斷尋找一種更符合自身規律、更能順勢對付疾病與不適的方法，他們希望能透過提供身體正確的營養素來保持健康。事實上，雖然米茨是戰爭英雄，醫療費百分之百是由政府提供，但他們使用的營養素並沒有在醫療保險的範疇，是他們從自己的生活費中付的款，他們始終認為：**比起金錢，自己的身體更重要！如果能用各種營養素保持健康，就不要用藥物；身體是自己的財產，應該納入自己的財政計畫之內，更應該有效規劃與保護。**

「把健康視為財富」，像米茨夫婦用這種方法來清晰計算健康開銷的人的確不多見，米茨夫婦還把這個「習慣」傳給了他們的六個孩子，要他們**把自然健康需求預算列入日常開支內**。期待政府對營養療法這類醫療方式有所覺醒與研究，期待政府制定有效的醫療保健政策，期待政府在短期內能理解人們對於「防患於未然」的健康需求——這些都只是白日夢罷了！靠政府不如靠自己！米茨和瓊都很明白，政府處理問題的速度總是遠遠遲於腦袋清楚的人民，更不用說是遲於科學家的思維和科學發展的速度；只有自己才能隨時掌握新知，隨時保護好自己。

的確，每個人都有自己的生活預算，也不是人人都有米茨夫婦這樣充裕的自由來安排自己的保健預算；但值得深思的是他們對自己生命的愛護、對健康生活的積極態度。就像以上這些故事的主人翁一樣，**健康預算其實體現的是一種對生命價值的珍視，而背後真正含意是：你有沒有把健康視為自己最重要的財富！**

第十五篇

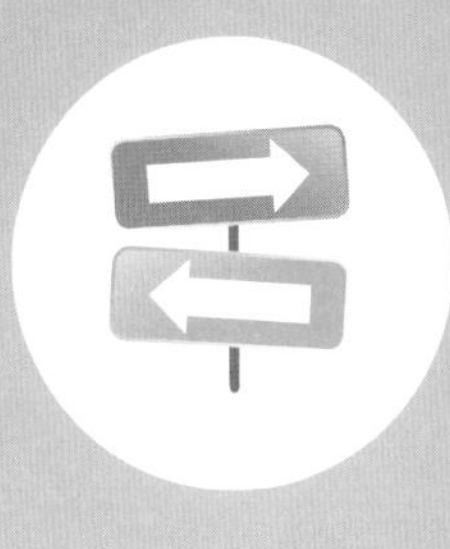

一個中風倖存者的康復歷程

沒有希望和信心，什麼事都不可能完成。

——海倫．凱勒（失明失聰的美國著名社會運動家、教育家、作家和演講者，1880～1968）

在太平洋西岸工作期間，我住在西雅圖對面的伯明頓半島上。房子是幾十年前的木造房屋，不大，但維護得很好，還保有昔日的樣貌——咖啡色的屋頂、窗框和輪廓線條，淡乳黃色的木牆，窗外可以眺望底下緊鄰的芬妮灣；寬敞水面的對岸是一座紫紅和乳白色裝飾的尖頂歐式住宅，映襯著它後方的綠樹，使得這海灣盡頭的景致帶有一點歐洲小鎮的情調；而灣面上總有一只小紅帆船單獨停泊著，像畫龍點睛的一筆，在海灣寧靜的綠色中又有了生氣和活力。這裡的風景就像是一幅不斷隨天氣變幻的畫，遠處幾乎終年積雪的奧林匹克群峰是這副畫中最變化莫測的背景，風和雲協作的大手筆，在浩瀚的天空恣意地作畫。

二〇〇三年，在搬到這裡兩三個月後的某個週末，我認識了艾蜜莉。她是一個瘦弱的中年婦女，每天總是風雨無阻的在一個固定的時間，走過我房子後面那條安靜的小馬路；她走路時一瘸一拐的，同時揮舞著手臂，手上還各有一個小啞鈴。她通常先往沿著坡道往海灣下面走去，大約一小時後，又從坡下走上來；從她的穿著和舉動上看來，她應該是在鍛煉身體，這樣的毅力著實讓人感動，對她充滿欽佩和尊重。

三月的一個星期六，晴朗的春日，冷冷的清新空氣，她往坡下走去的時候恰好我正要出門走走，一開始我們先是遠遠地打個簡單的招呼，然後我走上前問她，可不可以在上坡回程時到我屋裡坐坐，一起喝杯中國茶。她很高興地點點頭，兩邊的臉笑起來卻不太對稱；我發現，儘管看上去瘦弱，她其實本來是一個很漂亮的女性，栗色頭髮顯然是手術後新長出來的，不那麼柔順，但卻自然、蓬鬆地捲在頭上，一雙眼睛充滿靈氣和活力——實在很難相信，這是她中風後的第二年。

但她一開口，我就知道，她的語言能力仍在艱難地恢復中。她隨時隨地都帶著紙筆，儘管寫起來手顫抖不已——就像她說話時的聲音，顫抖而不連續——但至少還能順利溝通。

我們漸漸變得熟悉，特別是講到我們都有大學的教書經歷後，似乎更有了共同語言。艾蜜莉原來在東岸的一所大學教書，由於在一年多前得了中風而回到這個小鎮，這裡是她的出生地。當時，因為疾病，她一時不知自己還能活多少時間，就想盡可能留在父母身邊。說到這裡，她笑了，因為現在她堅信她會一直活到她生命的極限。現在她仍住在離父母親不遠的這個海灣坡道上，但這不是因為她擔心自己活不久，而是經歷變故後，她感覺還是在父母身邊會更踏實點。

再熟一點後，她問我，是否能每兩週都和她交談一次，一次一小時，這樣能幫助她恢復語言功能。我很高興能幫得上忙，**對生活中的不幸者，要給予的不是口頭的同情，而是幫**

助。就這樣，我們的交談一直延續至今，只要我在西雅圖，我們就每兩週喝一次茶；而在她使用電腦的能力恢復後，我們也保持著電子郵件的交流。

二〇〇七年，得病後的第四年，她被社區大學僱用，返回教師崗位；而在這之前的一年，她已經為一個相關專案做過諮詢顧問了。看到她一步步恢復，我除了從心底為她感到高興外，更為生命的奇蹟再次感到驚佩，我們的身體真的是大自然的一個傑作，其自身的修復能力遠遠超出任何人的想像，我們能做的和要做的，就是幫助它獲得重建的能量、資源，並促使機制正常化！

■

艾蜜莉得到中風時才四十二歲，發生在腦中部的血栓和高爾夫球差不多大，病發不到四小時，她大腦左半球的功能就全部喪失，不能說話、不能走路、不能閱讀、失去任何的記憶。我們認識時，是她得中風後的第二年，她說這第二年是她腦力和體力得到重建的重大里程碑。

剛開始得病時，她的母親照顧了她頭三個月，艾蜜莉說，母親的照顧從根本上給了她巨大的生活勇氣，讓她再度有了恢復的期望和決心。她印象最深的，是一次當她坐在輪椅上被母親推到外面時，她的母親指著那些在狂風暴雨中被雷電交擊打得殘缺不全的樹木，然後告訴她說：「自然界發洩起來的力量，樹木是無法抵禦的，但殘存的大樹會恢復生機，又長出新的枝條；妳的大腦受了傷，也一樣可以找到新的生活。」從母親的指點中，她悟出一個人生道理：**你喜歡品味日出帶來的愉快和溫暖，就也要接受暴風雨和雷電襲擊的殘酷，而且你不能被動等待暴風雨過去，而要學會在風雨中跳舞**。艾蜜莉真是可愛而浪漫，討人喜歡！

得病的第一年，艾蜜莉的母親特別為她找來有關*吉兒．泰勒博士中風後恢復過程的盡可能詳細的資料，為她的恢復找到一個很好的榜樣和指導。

艾蜜莉接著說，開始時，她體力和腦力的恢復訓練是和時間在進行賽跑的。在取出血栓手術後的三週裡，她的身體極度虛弱，很多必要的活動，如上廁所、吃飯等，完畢後都要立

---

*吉兒．泰勒博士：美國著名的神經解剖學專家，三十七歲時得到嚴重的中風，喪失左大腦的全部功能；之後在母親的幫助下，運用自己的專業知識，用十年時間完全恢復所有的功能。曾出版《奇蹟》一書引起世人關注。

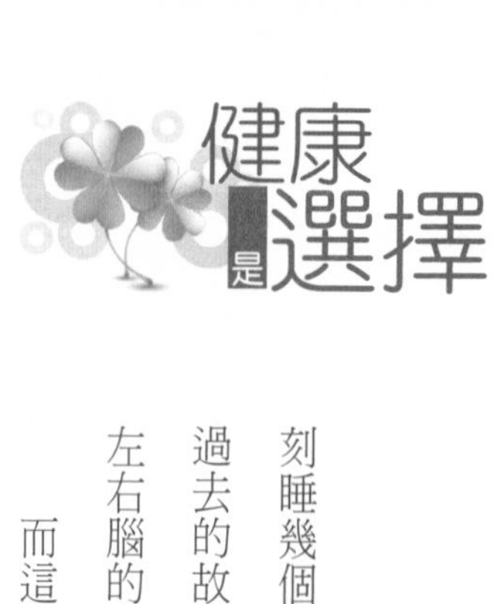

刻睡幾個小時才能恢復體力；即便如此，她的母親仍然抓住每一次她醒來的機會，跟她講講過去的故事，幫助她喚醒記憶；和她一起從一歲嬰兒的玩具和書開始，逐漸恢復認知、恢復左右腦的合作；再下一步是開始做一些簡單的拼圖。

而這些過程中，最重要的是**艾蜜莉的母親從不考慮艾蜜莉不能做什麼事，而總是想艾蜜莉能做哪些事**，而且對於她做得不盡人意的事總只有一句話：「有可能比這還壞呢，我們現在的結果不錯！」只要有可能，她的母親還儘量帶她外出，例如購物。

三個月後，艾蜜莉基本上就已經恢復到能夠獨立生活，而且開始儘量不用輪椅。不過這三個月，對她來說卻是非常艱難的，她給我看了一些母親幫她寫好的字卡，那是用來和別人交流、告訴別人訊息用的，例如告訴別人要耐心和她講話、告訴別人她是一個中風恢復期中的病人……透過這些卡片，艾蜜莉得到了很多人的熱心幫助，這讓她非常感動；當然，也有人不能耐心地對待她，每當她碰過這樣的人後，她就會有一段時間很怕到像商店這樣人多的地方。

六個月後，隨著術後體力的恢復，她每天要走五公里；物理治療醫生要求她每週至少要走五次，不過她自己卻更堅持著要每天都走這麼多。剛開始時，一趟走下來要三個多小時

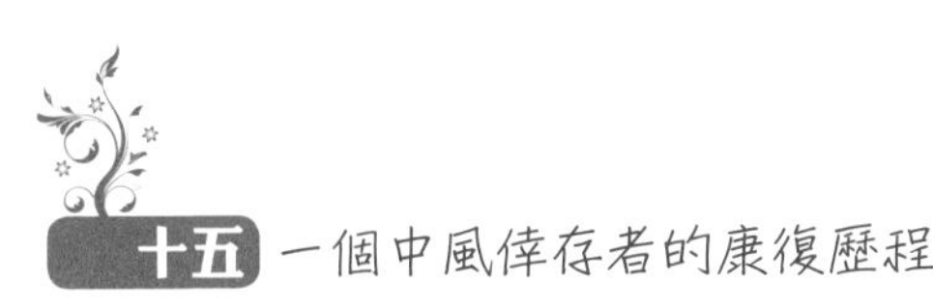

（中間要歇息），過了一段時間後，一次只要兩小時就可以了；她把自己的目標訂為一個半小時，而且希望自己要能更好地協調大腦和四肢，掌握身體平衡。另外，她也開始了一些其他幾種腦力恢復訓練程序（包括語言、記憶、邏輯）。

第二年，她的睡覺時間從十六小時大大減少到十一小時，這給她更多的時間去恢復大腦功能。她有意識地不斷和自己交談，從周圍的東西中去發現自己的過往，讓記憶能聯接起來；為了恢復大腦和四肢的協調，她從單一事情開始一點點地訓練自己，從雙腿的協調到手腳的協調，逐步恢復。

第四年，她開始漸漸嘗試起多種事情一起做，像是一邊接電話，一邊用筆記下必要的事項；一邊做飯，一邊聽收音機、看電視。其中尤以重新駕駛車輛的訓練更是一個巨大的挑戰；有很長的一段時間，她不能在腦中清楚辨認路標，但隨著有耐性的不斷重複，一切都逐漸好轉。還有，她原以為一些腦力功能（如數學計算）、高難度平衡的運動（如滑雪）等是不可能恢復的，但現在她都能做到了！**每次她對我說起這些一步一腳印的緩慢進步時，總是帶著微笑，給我很輕鬆的感覺；但卻可以想像，這需要多大、多強的毅力和樂觀才能讓她堅持走完這條寂寞艱辛、在許多時候單調枯燥的恢復健康之路。**但正是這一點一滴的努力，讓她的神經細胞很好地再生，讓大腦的左半邊和右半邊又有了良好的合作和協調，與全身再度連接，形成新的良好合作。

■

艾蜜莉在恢復的過程中，每天都和母親交談，是母親對她的不離不棄，讓她一直看到恢復的希望，而不是恢復的障礙；讓她能保持勇氣去超越一個中風病人的「極限」，不斷發現有效的方法。她說她的方式不是秘密，只是簡單的三部曲：**永不放棄的態度和自我恢復訓練＋認真的為身體補充（五次八分飽的均衡飲食和營養補充品）＋循序漸進的體力鍛煉**。艾蜜莉告訴我，她的恢復過程就像又上了一次大學，過去從來沒有想過營養對身體的作用，更不用說對營養成分的學習，可是現在細想起來，營養學的道理其實卻是再簡單不過了——人體就是一個由物質建造的活體機器，建造過程中要有蛋白質、碳水化合物和脂肪等基礎材料，而要讓這些基礎材料能協調和有活性地合作、讓它們變成身體能用的營養素，那就是維生素、礦物質和植物化學成分所擔當的角色。她說，很高興能在這個過程中，從各方面都有了巨大的飛躍。

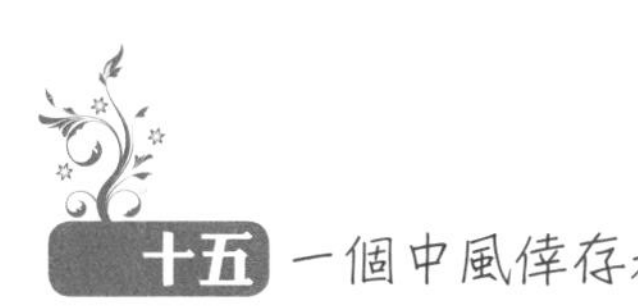

我深深地知道，**「永不放棄的態度」是這個過程中關鍵的關鍵，是首要條件！**我看到過比她輕得多的中風病人在從死亡邊緣被挽救回來後，由於充滿絕望，整天躺在床上任人照料，情況很快就惡化，最後在痛苦中離開人世；也看到一些人因忍受不了恢復過程的緩慢、反覆、艱辛和枯燥，中途放棄，因而沒有獲得可能的最大恢復。當然，不可否認，也有的人是因為在方法上沒有科學的指引而錯過一些恢復的良機。我深信，是艾蜜莉和她媽媽的執著態度，讓她的一切比別人看起來都更加幸運些！

■

二〇一〇年十一月，在她五十歲的生日聚會上，從外表上已看不出中風曾在她身上發生過。在一塊天藍色的地毯上，她穿了一身合身的白色貼身體操服，一條紅圍巾繫住她栗色的卷髮，一雙紅鞋，一副小小的紅啞鈴，她為大家表演了一套她自己編的瑜伽操，她的瘦弱已被健美和勻稱所取代，整個人宛如一隻在海面上飛舞的海燕，每一個動作都是柔中有剛，動中有靜，充滿了雕塑造型之美。

十五分鐘的表演，讓朋友們驚歎不已，爆發出許久的掌聲，從東海岸特地趕來為她慶賀

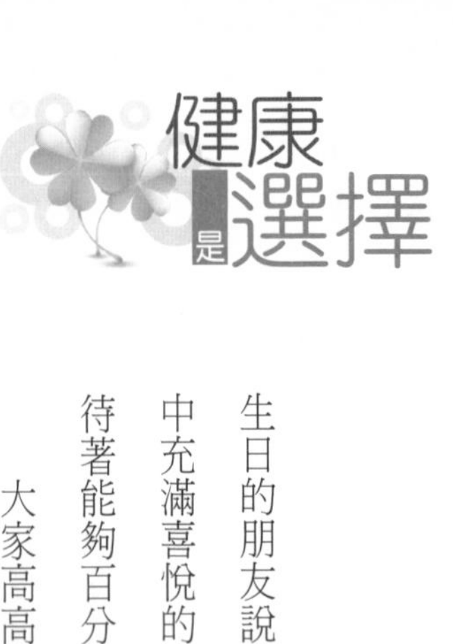

生日的朋友說，她比生病前還年輕許多，漂亮許多。表演後，她為大家切蛋糕，這時的她眼中充滿喜悅的淚水，高興地告訴朋友們說，她的體力和腦力已恢復了百分之九十，她非常期待著能夠百分之一百的恢復！

大家高高舉起手中的杯子，為她祝福，為她加油！

到現在，我依然常常看到她在海灣路上鍛煉的身影……

每當我看到芬妮灣上風捲著雲在天空奔跑，我就會想到艾蜜莉和她的媽媽，她們的相伴，就像這風雲般天衣無縫的合作，聯手交織出最強的生命樂章，那麼輝煌，那麼壯麗！每當我想到芬妮灣，我就會想到那個真正熱愛生命，珍惜健康的朋友艾蜜莉！每當想到艾蜜莉，我就更感到生命的神奇——那麼多的細胞都可以再生、再連接和重新運作，又一次成為生命交響樂譜中的一個個生命音符，一個也不少！

第十二篇

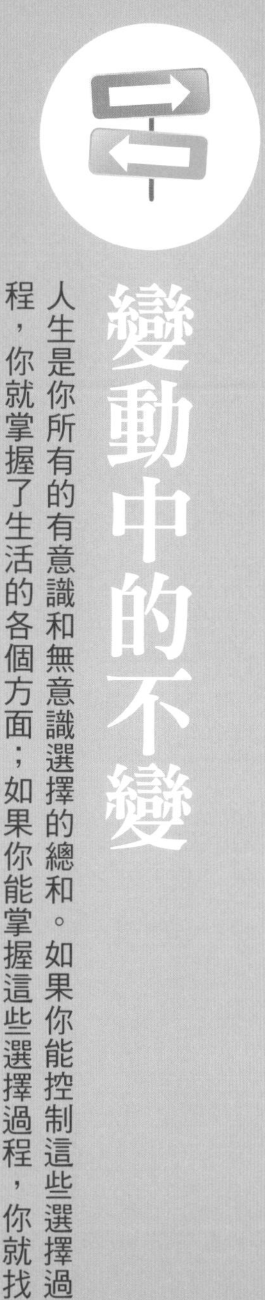

變動中的不變

人生是你所有的有意識和無意識選擇的總和。如果你能控制這些選擇過程，你就掌握了生活的各個方面；如果你能掌握這些選擇過程，你就找到了人生的自由。

——羅伯特・勃訥（美國著名政治家）

出生在印度孟買的伊娃是一個非常討人喜歡的中年婦女，不僅是因為她漂亮出眾，更是因為她的智慧、善良、大度和浪漫，「大家閨秀」一詞用在她身上可謂恰如其分。

來自等級制度森嚴的印度貴族階層的伊娃，卻把平等和自由奉為至上的處世原則，而且無論是對孩子、對丈夫、對朋友、對鄰居、還是對同事，她都確確實實將之融入自己的生活實踐當中。在海外的印度僑民中，她在我眼裡算是頗為特立獨行，也許是職業的原因，她最吸引我的是她對待生命的態度：對孩子和丈夫的精心照料，對花園裡植物的愛惜，對室內的健康設計，對食衣住行的健康享受。

當我打電話說我希望能和她聊天，仔細聽她的一些想法時，她哈哈大笑說：「我們從一九九八年認識起就成了好朋友，對於你，我哪次不是和盤托出，你還有什麼不知道我，還有什麼要這麼嚴肅的『採訪』？」我對她說，這次要正式點，並告訴她我對這本書的想法；她的確善解人意，聽完後便說：「如果你認為我的經驗教訓能給人們一些提醒，那我很願意悉聽尊便。」然後她又笑著說：「正好克瑞斯（她丈夫）這個週末要帶孩子去滑雪，這兩天時間、空間都是我的了，我給你烤你愛吃的甜點，我們就想怎麼說就怎麼說。」這個安排太妙了，和一個聰明親近的朋友無拘無束地聊天，這真是極大的享受。

那個星期天是一個陽光充足的雪梨冬日，天藍得讓人心醉，我們在她的陽臺上享受這難得的時光。

■

伊娃從英國大學畢業的四年後，就隨丈夫從倫敦來到雪梨定居，至今已經三十年了。伊娃把自己的思維邏輯和會享受生活的情趣歸因於留學英國的外祖父母和現在定居瑞士的父母親。是啊，世間沒有無根的樹，而且人們說，根有多長，樹就可以長多高，蘋果落地，一般不會太遠。

伊娃對我說，她人生的第一課是在七歲那年的耶誕節前。一天，外祖母、母親一大清早就帶她到倫敦的一個社區中心為無家可歸的人準備約一千四百份三明治。她和另外的幾個人每人做三百份左右，要做五種口味：牛肉、火雞、火腿、鮪魚和素食。她們先把麵包一一排列在大廚房清潔的工作臺上，然後按程序放上沙拉油、乳酪、生菜、肉類……她們十二個人整整忙了一上午；到中午十二點時，她們把所有三明治分類、裝好，把水準備好，把所有提供選擇的輔助調味料（番茄醬、洋蔥、芥末醬、鹽、胡椒等）用大盆盛好。一點鐘開始發放時，等待領食物的隊伍已經很長了，卻出奇的安靜。人們依序走來，找到自己要的種類，加好調味料和蔬菜後，就默默地走到一旁吃起來；比較晚來的人選擇較少，而有些人一拿到就走了，更多的人是匆匆忙忙吃完才離開，還有一些比較高大的男人會留下來，期待最後如果沒發完的話也許能多領一份。

伊娃的媽媽事先囑咐她說，要對來領東西的人問好、點頭、微笑，可是伊娃卻不敢看這些人第二眼，當時的她也不知道為什麼會這樣；後來伊娃才明白，她第一眼看到的那些眼神，讓她吃驚和難忘，在那之前的生活中，她從來沒有看過這麼沮喪的眼神。

那天回來，她沉默不語，外祖母問了一個她從沒有想過、也答不出的問題：「為什麼我們要為這些無家可歸的人做各種口味的可口午餐？為什麼我們不簡單的做一樣就好？反正他們也沒飯吃，他們什麼都能吃，不是嗎？」外祖母接著把她抱在懷裡，安慰她說，這不是為了難為她，而是想要她明白一個道理：「**所有人生來都應是平等的**。那些人在生活的路上，因為某種不幸摔了跤，沒能爬起來。他們之中有些人或遲或早會站起來，對於這些不幸的人，要考慮他們的自尊心，不管他們現在的處境如何，他們和我們一樣，都有不同的口味，不同的需求，我們為他們準備午餐時一定要考慮到這一點，要儘量尊重和滿足。」伊娃說，她當時完全是半懂不懂，但不知為什麼，卻把這些話幾乎一句不漏地記在腦子裡，好像成了一輩子的座右銘。為這些在生活路上不那麼幸運的人做些力所能及的事，從此成為她生活的一部分，從倫敦到雪梨都是如此。

■

伊娃說，這堂人生的第一課，對於她的影響是多方面而久遠的，啟迪了她後來的一個重要想法：**對人的尊重，一定要包括對自己的全面尊重**。她對我說，她知道我努力的一個方向是教育人們健康地生活，而在她看來，**人的確需要健康地享受生活，生活的目的就是要滿意和幸福，但能否健康地享受，最首要的就是要有健全的心理，而健全的心理和童年時代是緊密相連的**。這一點我非常同意，因此我也很想知道，她在事業和孩子之間選擇了孩子的那段過程。

伊娃說，那是她人生的又一課，她並不是天生就明白的。

在從小到大的生活中，她覺得自己和弟弟很幸運，是在傳統由母親相夫教子的家庭中成長到高中畢業，但她卻看到了哥哥的悲劇——由於一些她至今仍不明瞭的父親教育思想的偏頗（她不想深問母親這類問題），哥哥從小被送到寄宿制學校，在孤獨、缺乏穩定和溫暖的家庭氣氛中長大，從小缺乏安全感，沒有和人相處的能力，因此婚姻連連失敗。聰明善良的哥哥因為走不出幼年孤獨的陰影，不能健康地享受生活。

伊娃從哥哥身上看到了童年時代中家庭生活的重要。成年後，她也不斷聽到幾個年長朋友說起孩子的問題，他們往往都一致的表達懊悔，後悔當初有孩子時沒能放下工作帶孩子。

可是，年輕的伊娃當時也很有事業心，她剛上大學時，二十世紀七〇年代的西方婦女解放運動正值高峰，她很興奮，感到男女平等十分重要，贊同婦女要體現自身的社會價值，要有一個自己喜歡的職業。她是學旅遊管理的，喜歡旅行，喜歡和人打交道，大學一畢業就在一家大航空公司做旅遊路線開發和管理，她覺得自己一定可以在亞歐大陸的旅遊業上創造一番佳績。

伊娃說，她現在回過頭看才明白，腦子裡想是一回事，真的身歷其境又是另一回事。當時，那些事業的企圖心充滿了她年輕的大腦，一直到結婚，到決定要孩子，她都覺得自己一定可以從別人的教訓中得到啟發，把一切安排周到，既做一個好媽媽、好妻子，又能在亞歐大陸的旅遊線上做一個最新的開拓者。當說到這一段，她笑得肚子都疼了。伊娃說，自己當初的想法真是莫名其妙，不可思議的天真，但當時就是這樣真誠地認為的。總之，那時的她對自己太有信心，彷彿真的以為自己可以扮演好人生中的每一個角色，特別是母親、妻子和職業女性這三大角色。當時，她的母親、外祖母、朋友，幾乎每個人都對她說這是不切實際，可是那時的她一點也聽不進去，只是很客氣地不加反駁。

她的美夢一直做到大女兒出世……。孩子出生三個月後，當她必須放下孩子，開始返回工作時，她才感到自己是那麼不願離開孩子；不過那時的她，依然固執地堅持原來的想法。上班後，她每天必須提早兩三個小時起來，把一切搞定，把孩子帶到公司的育兒中心；工作途中她也必須常常中斷，出去餵奶。不到一個星期，她就感到極度的疲倦，可是她還是勉強地鼓勵自己，告訴自己只要適應了就好。

要出差時，她只好將孩子交給請來的褓姆，並把一切寫得清清楚楚，期盼褓姆能帶好孩子。

但隨著時間的推移，她發現自己的精力和思維完全是分散的，心裡充滿內疚。她工作時想孩子，覺得對不起孩子；和孩子在一起時，又在思索工作。結果不僅什麼都沒做好，而且長時期睡眠嚴重不足，做事再也沒有效率和品質，甚至會出一些不該出的錯誤。她對自己非常失望，完全形成一個惡性循環，在內心深處的理性世界裡，她明白自己恐怕是沒有能力再這樣堅持下去了；但在感情上，她卻無論如何都不想捨棄任何一邊。於是她就只是這麼拖著，期待冥冥之中能突然出現一個奇蹟，讓這個問題自行得到一個答案。

說到此，伊娃似乎有點回到當初掙扎的情形中。她說：「**周圍的人，母親、丈夫、朋友都看到了我的艱難，但沒有人能代替我作決定**，是外祖母的一個問題給了我最關鍵的一擊：『等到妳老了點，是孩子因在成長過程中沒得到妳的陪伴，而對妳充滿埋怨致使妳內疚終生遺憾些；還是沒能在開發亞歐大陸的旅遊市場上取得成就更讓妳遺憾？』我心裡一震，不知為什麼一下想到了哥哥的眼神，我接受不了哥哥那種因父母失誤所造成的結果。」

伊娃說：「我放眼看了看我公司裡那些事業上有所成就的女性，不少沒有結婚，有的結了婚卻多年沒敢生孩子，有的離了婚，我知道，這些都是她們為自己的選擇付出的代價。我第一次明確地對自己老實承認，繼續試圖戰勝這種雙重挑戰恐怕是走不通的，從任何角度上來看，我恐怕都要選擇孩子和家庭。於是我提出了辭職，上司和同事們都感到很惋惜，但幾個年長的朋友們卻祝賀我最終選擇了自己的生活。」不過伊娃雖然辭職了，但因為伊娃具有非常高的專業水準，公司為她保留了一個顧問的位置，她很感激這一點，這讓她和工作領域間仍保持了一段時間的聯繫。說到此，她又笑了，說：「這是好事，但也不時會讓我心癢和心動一下，比如說先前某個我曾參與過的專案，幾年後取得了很大地成功，成為一個經典，但那時我已經不在其中了！這多少讓我有點落寞。不過，當我看到三個孩子快樂的成長，看到我如今擁有的一切，我並不後悔當初的決定；而且隨著孩子們上高中、離家上大學，我也在協助丈夫的金融諮詢市場開發中找回了一部分工作的樂趣。」

伊娃對我說，她的女兒明年大學畢業，要真的離家了。多快啊，我們認識時，她才上中學！小女孩也許很快就要面臨同樣的問題了，年輕一代女性的選擇由於時代的變遷，商業化的加劇，也許會更艱難，一定會有一個更矛盾的自我認識過程。伊娃說，**她對女兒所能做的也就是站在背後，支持她自己的選擇，並讓她明白自己要接受選擇的結果**。

伊娃說，二十多年過去了，當她回過頭來看這個過程後發現到，對於女性來說，問題的實質之一就是要尊重自己的生命和生活：可以選擇單身，可以選擇不要孩子，但一旦有了孩子，就一定要在尊重自己生命和健康的同時，對孩子的成長負責；不能把自己當成「超人」和「鐵人」來使用，也不能對孩子生而不育。她說，每個人的情況都不一樣，選擇也不一樣，但有一點是一樣的：**每個人都要追隨自己內心最基本的願望，要挑戰自己，但同時也要**

■ 懂得尊重自己的限度。

伊娃感到幸運的是，她有選擇的餘地，丈夫很支持她對孩子的選擇，而且努力提供經濟支持。然而，在實質問題上，丈夫的幫助仍是有限的，她這個選擇的結果還是讓她經歷了一段相當長的適應過程。

辭職以後，她原本以為可以隨時陪伴著孩子了，時間自由了。但撲面而來的卻是經濟的轉變！原來不覺得貴的東西一下子好像漲價似的，忽然感覺自己好像什麼都買不起；有很長一段時間，她覺得買東西不再是一種享受，甚至認為自己有些對不起孩子，因為不能給他們買自己最中意的東西。

她又一次感到了生活的難題：如何在收入減少近一半的情況下照樣過得健康、舒適和有趣？但也是這個難題讓她再次認識了長輩的智慧。伊娃說：「對家政很精通的外祖母對我說：『**妳的錢相比以往的確不算多，但是完全足以讓妳過得舒適而健康，要學會管錢的本領**（有時管錢並不比掙錢簡單）**和簡化生活的藝術**，也就是自己要付出另一些勞動和另一種辛苦。但妳要相信和理解到一個重點，**物質上的清苦簡單並不會真正傷孩子的心，關鍵是要讓他們時時感到父母和家人全心全意的愛，感到安全，感到自己父母在自己需要時總是在身邊。**』外祖母特意提醒我，人生中有一點很重要，那就是一定不要和別人比，世間的人和人實在沒有太多的可比性，重要的是自己要有所進展。同時，她還要我明白，面子是一個最難把握的事情，人人都有面子，但要堅信一點，真正的面子是自己的人格，而不是錢，不是地位；當然要在實際中把握住這一點是很難的，但首先一定要努力去提醒自己注意這一點。」

回想起來，伊娃更覺得是外祖母給了她靈性和智慧，外祖母在外祖父離世後，健康地活到了九十七歲，看到第五個曾孫的出生（她自己三個，妹妹兩個），非常安詳地離開了世界，她一直是伊娃最懷念的長輩。

受外祖母的啟發後，伊娃決定想各種方式來改變自己的心境和實際處境。首先，她利用孩子睡覺的時間，清理了家裡的財產，列了每年全家食衣住行的細項和孩子教育所需要的開銷，把必要的開銷和現有的收入作對比後，她明確了可自由支配的餘地有多大。

伊娃一邊說，一邊甜甜地笑。以前，也許是父母的寵愛，她總是從各方面都能得到別人幫助——這是每個人在成長過程中都曾有過的期待，總想多得到一些家庭的支持——但她很快就明白了，得到的「支持」應該歸為額外的「紅包」，而不是「正常收入」。來自家庭的幫助雖然很重要，在急需時確實應明白提出，但最基本的，仍是一個很矛盾的真理：**自己是自己最大敵人的同時，其實也是自己最好的朋友，自己是最靠得住的，而且你會發現自己的真正限度其實是極為寬廣而有餘地的。**

■

在吃上，伊娃從外祖母和母親身上得到指點：**保持食物健康的第一要素是新鮮，從原始做起**，也就是盡可能不買半成品，哪怕是吹捧得天花亂墜的半成品；這並不只是為了經濟上的考量，同時也是現代生活中要保持健康的重點，伊娃說，她的長輩們是很早就意識到這一點的天然健康美食者；而從現在的趨勢來看，確實應少用半成品和「合成品」（像人造奶油等），食用新鮮的食物，才能在最大程度上避免很多不健康的因素，例如過多的添加劑、保鮮劑、防腐劑、糖、不健康脂肪等，這一點是現代生活中的我們應該做到的自我保護，也是能做到的自我保護——而事實上，人體確實必須從新鮮的食物中才能比較好地攝取所需的營養。但要真的做到這一點，首先是要經得起現代化食品方便、省事、省時的誘惑；其次，更要克服懶惰和急躁，真正從基本功開始學會烹調。

伊娃有靈性，對食物味道、色彩、種類和質地的搭配幾乎是一點就通。她徐徐地看電視、聽廣播、問母親和外祖母、問朋友，學習各種烹飪知識；沒過多久，她就能做出一餐餐大家都喜歡，並且在營養、健康和衛生上都是一流的美味佳餚。她因此更加感到興趣，每星期制訂一次一週菜譜，而為了儘量減少儲存時間，她會到近處的農貿市場一週買兩次蔬菜水果、新鮮調料。伊娃說，一個玩笑說得好：從原始做起，並不等於要你像佛蘭克林那樣去發現電的存在，她不會贊同那些反對現代化的人；從原始做起，是要把現代化提供的工具用得恰到好處，如用烤爐烤麵包，用機器磨咖啡和香料等；是實踐在親手烹飪一日三餐、自己製作各式調味料、從健康面考慮的廚房用具的選擇（包括木頭、玻璃、石頭、陶瓷、不銹鋼五種材料）等，這些過程都充滿了樂趣與創造性，透過「原始」的發揮更能發現自己比想像的更能幹和更有創意，從做飯到擺盤，全都是藝術！

說到此，我大加贊同，建議她把這麼多年學到的食譜加上自己的創作一起寫下來，給年輕人傳授一點在現代生活中保持飲食健康的小技巧。伊娃哈哈笑了：「要我寫成中文嗎？我從中式的餐飲中得到的啟發太多了，我是那麼愛中華料理；我從小長在英國，也愛西方食物；從小吃外祖母的食物，也愛印度食品。要把哪個作為最愛，是始終無法解決的。」我說：「你不用困惑，廚藝是有共通性的，不過如果你想向華人推廣，我為你做翻譯。」我們似乎又一起發現了一件應做的事。

■

在衣服上，伊娃繼承了母親和外祖母的品味，無論是對於材料、做工、還是樣式，都是一個很講究的人。不過，她可不是一個名牌的追逐者，更不會盲目跟從潮流，就是在她手頭比較寬裕的那段時間中，也從不在這一點上浪費。她說，不要說到了中年，就算是年輕時她也是傳統美的崇拜者——簡單、協調中有對比，設計中體現畫龍點睛的匠心。

她珍視自己天生的審美情趣和品味，也希望教導自己的孩子養成這種健康的穿衣習慣：即**選材料要健康，特別是在內衣上，很多好的天然材料越來越貴，但只要是好品質，就不算浪費錢**。在全家的衣服購置上，她努力堅持「不多餘，不積壓」的原則，儘管如此，許多時候還是會有多出來的衣服。伊娃說到這裡，忍不住又笑了起來：「偶爾還是要原諒自己的愛美之心嘛。」

她說，孩子小的時候，她選擇最好的百分之百純棉，特別是貼身的東西更要如此。同時她和朋友們會交換孩子的衣服，讓大部分的衣服都至少能用於三個孩子。每一年耶誕節前，她總是要清理一下，想想下一年必須添購的衣服；每三年，她一定會清理一些不再穿的衣服送到慈善機構。總之，和任何事物一樣，要有一個良好的新陳代謝。

■

我也很讚賞伊娃的家居風格：簡單、大方、舒適，看起來就是一個地地道道的家，非常溫馨，不像一些家看起來似乎是個旅店，更不像一些家兼有商家的張揚又有博物館的「琳琅滿目」。雖然我明白這些都是源於她基本的審美素養與內涵品味，但我還是忍不住向她討教其中的基本概念。

她告訴我，在這方面她是非常用心的，簡單、健康是核心原則；但為了讓客人和自己感到像家，舒適、漂亮也很重要。她說東西最多和最雜的是家裡辦公和讀書的地方，**大部分的電器和電腦都在那裡，是一個電磁波最強的地方，所以在孩子小的時候儘量不讓孩子去**。當初為了孩子，他們想來想去，最後決定在孩子出生前，把辦公室移到在車庫頂端加建的一間房子，目的就是和臥室隔得越遠越好。

她笑了一下說，不過那裡也是記憶她和丈夫歷史的地方。在辦公室內有幾張裝幀在銀灰金屬相框中的黑白照片，中間有一張是歐洲日內瓦湖的清晨，兩張是她和丈夫讀書時在北歐旅行的合影，其他的三張是英國和法國不同的鄉村風光，那一張張充滿了笑意的年輕臉龐，給這個空間定了基調：雅致，安靜但不失活力。而一旁，有著一張鬆軟的紫紅沙發和小小的咖啡色玻璃茶几，是隨意翻閱雜誌和輕鬆瀏覽書報的好地方。中間的空地上鋪著一席紫紅和紅中點綴著黑灰交織的圓形羊毛地毯，彷彿把這個空間內的所有東西：灰色的桌子、書櫃、白色的檯燈、五顏六色的書籍、少量精緻的紀念品，全凝聚在了一起，真有畫龍點睛的作用！

她說難度最高的是客廳的設計，要有舒適、放鬆的感覺，但東西又不能太多。而且**為了健康，她很早就堅持要用木質地板而不用地毯，地板比地毯容易保持清潔多了**。客廳內擺設了一套音樂設備，以滿足全家對音樂的不同需求；一台電視，雖然用的時間不多，但可以看到世界各地的旅行節目對旅遊業出身的她來說是一種獎賞，而朋友一年的幾次聚會中也可以一同分享幾部好影片；一套可坐多人的考究深藍色沙發，一塊淡藍色基調夾雜小小深藍幾何圖設計的裝飾性地毯，幾個乳黃基調和帶有少許典雅紫紅幾何圖狀點綴的抱枕，讓整個空間都靜中有動，非常舒適；一套矮矮的橡木書櫃內多是照片集，書櫃上是三個孩子從小到大的幾張經典照片，上方空間則是全家在澳洲旅行的照片，充滿色彩和笑聲；電視的上方，是一幅很寬廣的大海風光水彩畫，讓人似乎能聞到澳洲大海帶有鹹味的清新海風。真是一個溫馨的客廳。我想起伊娃對我說過，吸引她隨丈夫到澳洲定居的第一個理由，可能就是大海、海灘、陽光。

客廳中最讓人賞心悅目的傑作，是她在客廳和廚房餐廳之間的植物屏風，那是三盆室內爬籐植物在木竹細菱型結構的隔扇上蔓生了兩年的結果。隔扇上邊，細小而結實的花所編織成的花鏈吊在房頂上；每到耶誕節，這裡會變成一面漂亮的銀花牆，在平時，則是用花園內採摘的鮮花不經意地插在上面，也很別致。不用說，這靠的是伊娃的設計和保養，由克瑞斯施工。這些佈置，讓大空間保持了寬敞和整體感，但同時又給客廳和廚房餐廳的各自獨立氣氛有著不同的修飾風格。

她的廚房有現代化的線條，傳統的石頭和木質材料，以及功能齊全的設備。一套掛在牆上、大小不等的鑄鐵平鍋，雖是每天都用的工具，但也像是交響音符一樣的裝飾；她的餐廳完全是英國的鄉村風味，有橡木的餐桌、餐具櫃、幾何狀彩色玻璃鑲嵌在鐵灰金屬支架上的吊燈，以及兩幅描繪傳統耕作和收穫的油畫，似乎是在展示「鋤禾日當午，汗滴禾下土」，提醒用餐的眾人「誰知盤中飧，粒粒皆辛苦」。在農業現代化，機器代替了人力的今天，似乎再也沒人想到「浪費糧食」一詞；如果商業化帶給人類的就只剩下對金錢的尊重，而對其他一切都變得無所謂，養成浪費習慣的話，人類又將何去何從呢？我對伊娃說，我很喜歡這兩幅油畫，然後才知道那是她最珍愛的東西之一，是外祖父母給她的，雖然不是什麼名作，但依然畫得那麼生動和有感情——不論如何，**人類都應該尊重自己的勞動，尊重自然**。

伊娃夫婦、他們的女兒和一對雙胞胎兒子的臥室，的確都是比較簡單的，裡面就是床、床頭櫃、衣櫃、全身鏡，孩子們的還多了做功課用的書桌。床頭上方的畫都是安靜、輕鬆柔和的，在女兒的床上方，是大片淡雅、似乎可以聞到香甜味道的紫羅蘭；兒子的則是兩隻在微風中前進的白色帆船，背景是點點白帆，在整個深藍色的牆面上，這張湛藍的水彩畫像是融入其中的一個鏡頭。每間臥室內都有一個舒適的塑膠豆椅，作為裝飾和舒服的坐處；它們和牆面形成對比，女兒的是紅色豆椅和淡粉牆面，兩個兒子的是淡黃豆椅和深藍牆面。

孩子們的玩具絕大部分都已經送給別人了，由他們每個人選擇留下的童年紀念品也僅是作為裝飾擺在他們的衣櫃上。他們自從開始上學後，就由伊娃引導和培訓，學習保持自己室內的清潔和整齊。如果他們自己不做，提醒也不聽，就會受到懲罰，或減少玩的時間，或增加其他的家務工作，讓他們懂得對自己和別人負責。

每一間臥室的床單和貼身的被單一律是白色棉布，但孩子們的蓋被在他們上學後都是自己選擇的棉布類設計。在女兒小的時候，伊娃並沒有像一般的西方家庭那樣讓女兒自己一個人睡，而是和孩子在一同睡覺；等女兒快三歲、伊娃有了雙胞胎身孕時，她才逐步訓練女兒在自己的小床上睡覺。訓練兩個兒子自己睡則要早些，每天由她或克瑞斯輪流講故事哄著入睡。後來，三個孩子都有了自己的電腦，但都已養成讀書入睡而不是看電視或玩遊戲入睡的習慣，這在現代人來說大概很少見。

我很贊同伊娃說的，**關鍵是習慣，一旦形成，做起來就很自然；難怪人們說，習慣是第二天性**。所以，就教育孩子而言，最關鍵的是讓其在成長過程中養成食衣住行上的良好習慣，雖然孩子長大獨立後自己能修正很多習慣，但從小就培育好自然會長得更好。

在伊娃看來，臥室就應該簡單，因為那就是一個放鬆睡覺、起居更衣的地方，作用單純，而不是看電視和用其他電器的地方，更何況過多的電磁波對健康是不利的。

■

我最初認識伊娃時，最驚訝的還是她衛生間的簡單，後來又看到她洗衣間的簡單，那時我才意識到——她對使用現代化學清洗用品十分慎重，所以沒有那麼多的瓶瓶罐罐。我問起來，她說：「妳是唯一問我此事的人，」然後反問「妳怎麼會注意到的？」我說我是學化學的，因此對於使用化學的東西很小心，但也沒做到她這樣仔細。

她說，雖然她的家族中沒有人學自然科學，但對於科學她卻很尊重，也非常重視。也許是因為她的外祖父有幾個學生物科學的朋友，那幾位生物學家在她小時候是家中常客，對她的父親影響很深；雖然她父親學金融，但業餘愛好就是採集自然標本、餵養小動物和研究動物的飲食習性和種類。她告訴我，一般來講，她的清潔劑不出四樣：**白醋**、**蘇打粉**、**檸檬水和開水**，幾乎用於家中百分之九十以上的地方，包括廚房和廁所的清潔。洗衣用的是最原始的肥皂，不過要先用熱水泡開再放進洗衣機，衣服的柔軟劑也是採用百分之一的白醋。一切簡直比我這個學化學的還在行。不過一般的清潔商品中，有一個現代工具她卻很欣賞，就是蒸氣吸塵器，用於定期做臥室地毯的清潔，是個不錯的投資，雖然貴了點，但從日常的清潔用品中已省下很多錢，而從健康的角度看，這筆錢是值得的。

■

講到婦女的化妝和護膚問題時，她說：「你也很瞭解這一點。」（我們曾有過共識，現在用的都是沒有羥基苯甲酸或甲醛化學防腐劑的產品）伊娃說，自己是個很愛漂亮的人，到了四十歲以後，就怕自己老了，她說每次看到那些廣告上經過處理的照片，真是讓人對美的追求難以抑制，就是再理智也忍不住想要試一試；但試過後就會很快明白到，那些包裝的很美的產品宣傳，往往都只有一個短期效果，從長遠來說，用越久、老越快。儘管如此，對那些強力主打的產品還是不可能不動心，所以問題或許是：該怎麼評估到底要不要去嘗試呢？

最後她找到了一種符合外祖母樸素哲學的標準，也就是**能吃的東西才能用在皮膚上**。這個道理她也是慢慢才明白的，其實護膚和補充營養一樣，都沒有簡捷快速的道路，唯一的方法就是要**從根本上改善皮膚自身的營養代謝和更新換代的問題，追求快速功效只會後患無窮，越用越老**。

對於護膚，由於一般人對製造標準的誤解，從表面上來看，**就單獨一樣添加劑的數量而**

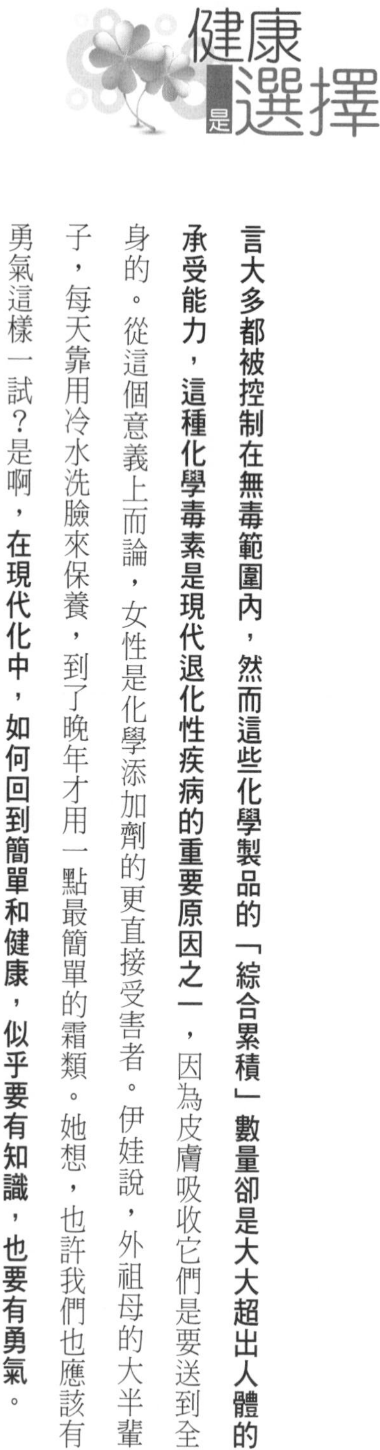

言大多都被控制在無毒範圍內，然而這些化學製品的「綜合累積」數量卻是大大超出人體的承受能力，這種化學毒素是現代退化性疾病的重要原因之一，因為皮膚吸收它們是要送到全身的。從這個意義上而論，女性是化學添加劑的更直接受害者。伊娃說，外祖母的大半輩子，每天靠用冷水洗臉來保養，到了晚年才用一點最簡單的霜類。她想，也許我們也應該有勇氣這樣一試？是啊，**在現代化中，如何回到簡單和健康，似乎要有知識，也要有勇氣。**

另外，伊娃的原則是儘量少用化妝品，除非為了必需的社交場合禮數，她不化妝。的確，不少化妝品的重金屬都超標，而且用化妝品就像也是會上癮的，不少用慣了的女性一旦不用，反倒會陷入自己也不能接受自己的尷尬境地。

■

說到家居中的健康生活，伊娃主張：讓環境養心。她的一大愛好的就是窗邊的花盆，這顯然是她歐洲生活的延續。她依照每扇窗戶的陽光狀況種植不同的花，這些花都是最需要照顧的東西，因為一般都是草本類，每年都要換新。

在有的窗台中，她還會種些吊蘭和短藤類，它們是最不用花功夫的植物，而有閒暇時，幫它們插上一些草花類修飾，又有裝飾性，是一件簡單的園藝。她告訴我，她放鬆的一個方法，就是修飾花園；特別是在孩子還小的時候，要是她很累又不能睡覺，就將孩子放在身邊的小車內，自己給樹修修剪剪、除除草。也許是在英國長大的原因，她最喜歡自家小花園內的玫瑰天地，每當夏日玫瑰盛開的季節，她都要請朋友們來賞花，並剪下來給朋友帶回家。

小小的花園是伊娃放鬆自己、靜思瞑想的好去處。她告訴我，在夏日清涼的早晨、或冬日冷空氣伴著溫暖陽光的日子，送走上學的孩子和上班的丈夫後，捧一杯濃濃的熱牛奶和調入蜂蜜的咖啡，仔細地看每棵玫瑰的變化，觀察每個植物的狀態，那種感覺是無與倫比的舒服和暢快，好像真的達到一切難題都可以化解的境界。伊娃說，花園裡的這些植物是她的健康調節劑，和植物在一起時，她像愛孩子一般給它們關懷，它們則報之以清新的空氣和天然的放鬆。

管理花園時，她不用殺蟲劑和化肥，而是專門買牛糞、雞糞；她還觀測到一個和人體營養理論一樣的植物營養理論：玫瑰花常見的黑斑病在肥料充足的條件下，往往就會自行消失——這一點也不奇怪，**任何生物都有自我修復功能，唯一需要的就是充足的營養以作為修復的工具**。

對植物，對家人，在營養這一點上，伊娃從不掉以輕心！她很同意我的看法，我們這一代和祖父母一代的生活環境已經有很多不同，他們有環境與食物上的優勢，而我們的確是生活在人造的毒性困局中，要力求自我保護，其中最重要的一點就是給予自身全面的營養。許多東西無法等待科學完全證實的那一天，要的只是在一定知識基礎上的直覺引導，如果缺乏這種直覺，一貫等待政府或什麼權威的證明與恩賜，那就只有聽天由命了。

■

我們把最精彩的話題留到最後，那是我們共同的愛好——旅行與生活。一說到這個話題，伊娃很興奮，她依然是行家；伊娃說，她和丈夫儘管經濟力有限，沒有實現帶孩子旅行的全部心願，但還是創造不少和他們一起到大自然中去踏青的機會。另外，他們讓大女兒在高中畢業後到歐洲去探望在瑞士的外公外婆，之後讓她在歐洲大陸和英國間與兩位同學一起壯遊了六十天。這是他們送給女兒的禮物：讓女兒見了親戚朋友，更給予她第一次獨立面對世界的機會；他們現在正努力給兩個兒子準備同樣的禮物，兒子們明年就要雙雙從高中畢業了。

伊娃全家百分之八十的旅行是在州內的不同地方露營，多是到海邊，偶爾也會到山裡或農莊；每兩到三年則有一次遠距離的飛行，他們看過澳洲著名的大堡礁，爬過世界獨一無二的巨石山，一邊開車一邊騎自行車地走過墨爾本的大洋路……；全家唯一的一次出國是到紐西蘭的南島，看了真正的天涯海角。

每次大大小小的旅行，孩子們都非常高興，而且都各有收穫，女兒喜歡撿貝殼，大兒子喜歡石頭，小兒子喜歡樹根，也許都是受外祖父的影響。伊娃對帶孩子旅行的看法是，沒有條件帶孩子到國內、國外更多的地方去旅行，其實只是做父母的一種遺憾，對孩子來說，他們不會要求、也不會感到遺憾，他們要的就是父母親能和他們一起到大自然中去度暑假、一起玩，不少時候，最好是和他們一起瘋玩，玩得越久越好。到什麼地方對孩子們而言似乎真的不重要，即使在一個小小的空間裡，他們能找到的樂趣也比大人多得多，他們甚至能把你帶到一個你已經忘了的、或根本沒有注意過的另一種世界。

伊娃說，她覺得到雪梨生活最大的幸運之一，就是非常容易接近大海，能夠看日出。沿雪梨大區的幾十個海灘，很多都是看日出的好地方；噴薄而出的太陽是非常壯麗的景觀，帶給人們生活的熱情。經常看日出，對生活是一種無形的內在激勵，他們在孩子即將離家時囑咐孩子道：「就是再忙，一年至少要看一次日出。」和大自然的接觸能讓人懂得人的渺小，這種感覺會根植於孩子的心靈深處。

此外，伊娃夫婦很注重培養孩子在海中游泳，因為在大海中游泳可以讓孩子知道人有能力駕馭波浪。伊娃說，他們沒有能力給孩子車子、房子，但會盡力讓孩子成長在輕鬆愉快和充滿愛的環境裡，讓他們從小接觸大自然，讓大自然薰陶他們的靈性和悟性，給他們一張「生活地圖」，讓他們能保持對生命、生活的愛，對自己充滿信心和勇氣，在迷失方向時擁有可以憑依的力量。

■

和伊娃聊了大半天，我正想感謝她接受我的訪問，給予我「如何在享受現代化的便利中保持健康良好的生活方式」這樣的主題一個完美的解答；不想，她又提出了另一個很重要的話題：在「高速動感＆被動享受」的時代，在電視、iPod、遊戲機、手機等電子商品滿天飛的環境中，有一點十分重要——那就是**保持孩子讀書和去圖書館的習慣**，讓他們依然能在安靜中找到樂趣；同時，也要透過培養他們對戶外活動的興趣，讓他們能有機會多方動腦、保有動手執行的能力。伊娃感到滿意的是，自己和孩子在這個巨大變遷的挑戰中穩住了陣腳，三個孩子都能專心讀書，離開電腦後也能動手做出很好的筆記，對高難度的拼圖也都抱著不懈的興趣，同時還和同學間有著不錯的交往，各自都有要好的朋友。

伊娃說我促使她總結了她這些年的生活。她很感謝自己曾學過的旅遊管理，因為旅遊管理要求多方面、多層次的協調，可能是行業管理中是橫跨幅度最大的一類；這種思維模式讓她把一個家的各個方面都組織得還不錯。

現在孩子大了，就像三只要出港的小帆船，準備相繼離家；而她意識到這是自己生活中即將面臨的一個轉變。隨著孩子的離家，如何健康地過好下面的生活新章？這是現代社會生活中不少父母都必須要面對的一個課題，是在中年後繼續保持自我、創造自我，讓生活繼續快樂和有趣的挑戰。

最後，伊娃特意告訴我，印度的瑜伽讓她能在焦慮不安和碰到困難時保持心情的冷靜和思維的清醒。她除了在孩子們小的時候斷斷續續中斷過幾段短時間外，已經堅持鍛煉了多年。她把這種鍛煉視為能在現代化中保持相對自然生活的一個因素。

我完全同意這一點——因為瑜伽和睡眠有點相似——睡眠期間各種激素分泌較多（像生

長激素百分之七十是在睡眠時分泌的），因此良好的睡眠對於細胞修復和更新十分重要。而像瑜伽這類運動，不論是柔韌的拉展，還是瞑想、沉思，整個身心就像電腦登出的短暫睡眠模式一樣，做了一個對心靈的歸位與整理，是讓身心放鬆的積極方式。

■

在科技的層面上，人類的現代化速度快得驚人，特別是電腦普及化的這二十年間，從社會經濟結構到通訊交流方式都日新月異，圍繞著這些突變而來的一切改變似乎永無止歇，許多時候會對瞬息萬變的訊息出現難以掌握的感覺。毫無疑問，世間的變化是永恆的，電腦的使用只是讓整個社會的交流速度加快了N次方，由交流而產生的「能量輻射」半徑也變得巨大；但我們需要理解的是，在這千變萬化中，人性的各個層面是相對不變的，就像伊娃所講的那樣，作為一個社會中的普通一員，要在現代化中保持身心健康，就必須在「心懷天下」和「獨善其身」間取得平衡。在個人無法改變世界，減緩不了現代化步伐的當下，我們就應該在現代化的千變萬化之中把握住**做人的核心價值觀，歸結起來，那就是對社會、對家庭、對個人的責任，對自己的自尊和對人的平等、善意和尊重；從健康的視角切入，那就是主動**

積極地尊重自己的身體，熱愛自己的生命，珍惜自己的健康！

是的，現代化生活中充滿了無數的誘惑，我們幾乎是被圍困在各式各樣的誘惑之中。我和伊娃談到這時，她又笑了，她說有時這些誘惑真是很難抵禦，因為它們都迎合了人性的弱點，包含貪圖快速、簡便、省事、一蹴而就的心理；但如果人們能堅持環境第一、健康第一，就會好好計算一下這些方便和舒適背後的代價到底是什麼，從而有所醒悟，懂得在食衣住行上做出正確而健康的選擇，發現許多意想不到的生活樂趣——按預防原則來生活，讓人生豐富愉悅，多采多姿！

第十七篇

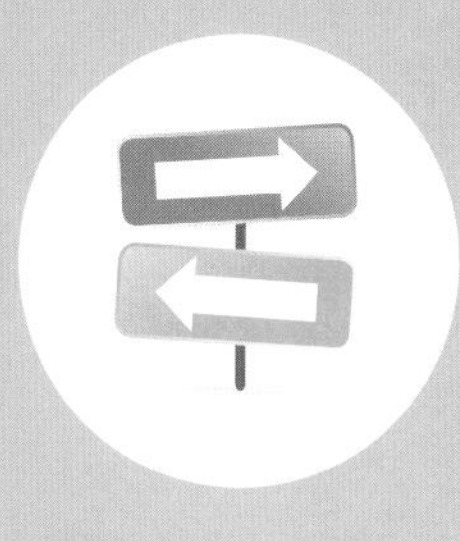

對的開始，圓滿的人生

真正改變命運的不是機會，而是我們的態度！

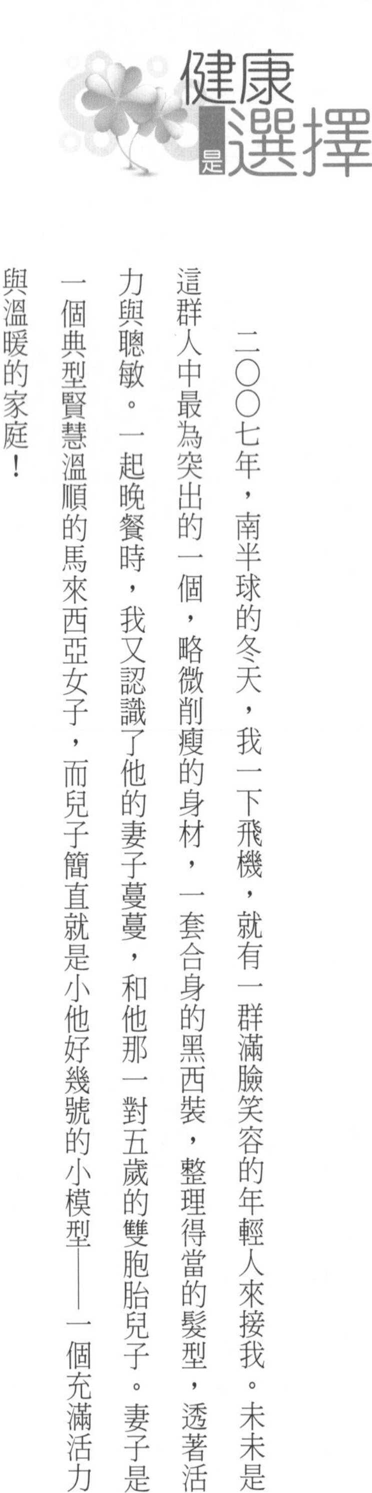

二〇〇七年，南半球的冬天，我一下飛機，就有一群滿臉笑容的年輕人來接我。未未是這群人中最為突出的一個，略微削瘦的身材，一套合身的黑西裝，整理得當的髮型，透著活力與聰敏。一起晚餐時，我又認識了他的妻子蔓蔓，和他那一對五歲的雙胞胎兒子。妻子是一個典型賢慧溫順的馬來西亞女子，而兒子簡直就是小他好幾號的小模型——一個充滿活力與溫暖的家庭！

兩天後，在海邊和未未聊天，這時才知道他們其實有過一段不平凡的經歷。

十七年前，未未在二十五歲時準備到澳洲讀書，當時時檢查身體，卻莫名被驗出是B肝病毒帶原者，他百思不得其解，家人沒有這個病，他也沒有類似的病史，也不曾和此類病人接觸過，為什麼會這樣呢？不過所幸他最後打擦邊球，還是過了簽證關卡。

他開玩笑對自己說：「就算是上天給的一個禮物吧，不收也不行！」未未是一個樂觀的人，然則他也明白，自己必須有個好的身體來對付在異國他鄉創業時的艱難，而自己肝內的病毒無疑是一個隱患；於是，沒有多少醫學常識的未未，之後只要有機會碰到醫生或有相關知識的人就會向對方請教，他想解答這個問題：自己要怎樣做才能消除體內的病毒？

可惜，基本上大部分的人都不甚明瞭，醫生只告訴他要密切觀察，卻沒提出更好的治療方法——看來，在人類最難對付的東西中，小小的病毒就是一個；在現代臨床醫學上，也只有等真的發病了才能對症下藥。

未未一邊學習、工作，一邊不停找相關資料，但都沒找到解決的方式；而也許是因為生活的勞累和艱辛，十年後，潛在病毒的隱患還是發作了。在例行檢查中發現＊谷丙轉氨酶的數據不正常後，他被推薦到大醫院看專科；超音波檢查發現他有脂肪肝和膽囊息肉，血液檢查發現＊＊HBV病毒數量增長。當時未未本人依然沒有任何異樣的感覺，不過由於他一貫對健康的積極、謙卑與配合，他應邀參加了一項控制B肝病毒的新型藥物臨床實驗。

＊谷丙轉氨酶（簡稱GPT、ALT）：**GPT**含量升高在臨床是很常見的現象，是肝臟功能出現問題的一個重要指標。在常見的因素裡，各類肝炎都可能引起**GPT**升高，這是由於肝臟受到破壞所造成的；另外，包含充血性心力衰竭、肝損傷、膽管損傷等症狀，都是造成其升高可能因素。

但是，**GPT**含量升高並不一定意味著病變的發生，一天內含量也會有正常的起伏，例如劇烈運動就可能會造成其升高。

＊＊HBV：B型肝炎病毒（**Hepatitis B Virus**）。

在參與臨床實驗的過程中，前半年內，他的病毒呈下降趨勢，谷丙轉氨酶也趨正常；但半年後的一兩個月內，病毒就停留在十萬上不再下降，甚至還有反彈的跡象……。整個實驗有了停頓的可能，但未未卻沒有停止自己的探索，最終，他終於把自己帶入了營養學和營養療法的領域；此時他終於感到豁然開朗：是啊，**現代臨床醫學用抗菌素控制了細菌，但對病毒毫無辦法，唯一能有效抵禦病毒的，就是人體自身的免疫系統！**如果免疫系統功能良好的話，病毒在體內應該就沒有存活和增長的餘地。

這是一個順理成章而合於邏輯的思維和直覺。在二十世紀最後的一二十年間，電腦發展促進了生命科學的飛躍，未未的不放棄讓他從這個科學的飛躍中看到了希望，認識到營養療法對免疫系統的支援作用。正當臨床處方藥實驗的效果打折時，他大膽向醫生要求，希望醫生同意讓自己搭配服用有效的營養保健品。有幸的是，他的醫生也同意了這種雙管齊下的作法。

成功往往屬於這些不停探索的人們，隨著營養保健品的加入，病毒數量的下降比單獨用臨床處方藥時加快了，三個月後就降到原來的百分之五十；六個月後，在多種不同的基礎營養素和功能性營養素的配合下，他的病毒量到達檢測線之下。而在此之後，再也沒有發現他的血液中有B肝病毒存在，他似乎為B肝病毒的控制創造了一個神話——但**其實這不是神話，而是營養療法和臨床醫療結合的結果**，也是他不懈探索的結果！

■ **人不是生而知之，也許就像愛因斯坦所講：要保持問問題的習慣。**好奇也好，為解決具體問題也罷，保持詢問的態度無疑是生命力的體現。

在外國住的這幾年，我常聽說一個流傳許久而有著不同版本的故事，大意是講：一個英國婦女用多年的積蓄買了一張到美國的船票，由於阮囊羞澀，上船後她只好忍饑挨餓，每天吃的很少，都是自己帶上船的一些簡便食物；到旅途的最後一天，她終於鼓足勇氣，決定到餐廳去吃一頓像樣點的飯。她怯生生的問餐廳的服務生一餐大概要多少錢，服務生卻不解地說：「太太，所有的餐飲都已包含在船票中，不用額外付費。」

所有聽了這故事的人，往往都會為這個太太感到遺憾，或笑她膽小無知，說她旅行前沒做功課；但在日常生活中，到旅途終點前夕才想到要問路的事卻並不罕見，很多人臨到生死關頭才開始探索健康的真相。或許我們應該就像未末那樣，在保持自己健康的道路上一邊問路一邊前進，最終才能提早解答自己的健康疑問，解決自己的健康隱患，讓人生旅途多點順利，少點周折。

■

同樣，未未的妻子能夠保持健康，也是他選擇和追求的結果。

當未未和蔓蔓這個東南亞長大的姑娘認識的時候，似乎是一見如故，也可以說是一見鍾情，但蔓蔓對他卻始終不冷不熱、不遠不近，讓他不知所措。但他對自己始終充滿信心，相信自己一定能給這個自己所愛的女子帶來安全感，也一定能贏得這個女子對自己的愛和尊重。

他是對的。安全感是人類的父系社會建立以來，男女傳統關係中最實質和潛在的感情樞紐，也是夫妻關係中最基礎的維繫因素；儘管社會在發展，女性的地位、自身價值、社會價值都在飛速提昇，但從最根本的心理因素上來說，社會依然希望男性處於一個強者的地位，婚姻依然是維繫在這種傳統的思維上——女人希望從婚姻中得到愛情和安全，而男人希望得到愛和尊重。

未未追求愛情的路和追求健康的路一樣，都是在問問題和解決問題中獲得圓滿的。

他用不斷的提問和解答來傳達他對他們愛情的信心，未未的誠心感動了蔓蔓，於是她終於願意告訴未未她的猶豫：她的家族有遺傳的缺鐵性貧血，她自己也是，她是靠固定打鐵針來維持血色素的穩定；一旦有點閃失，她就會極度疲倦，無法支撐下去，很多時候連工作都不能正常進行，婦科方面的問題自然也相應產生。她擔心自己根本無法擔起妻子和母親的責任。蔓蔓說，她的姊姊因為沒有勇氣生孩子而因此讓婚姻觸礁，看到這樣的前例，她也沒有勇氣成家。未未是個男子漢，他二話不說，想也沒想，即使一點眉目也沒有，他仍保證自己一定能找到解決問題的辦法！

講到這兒，我開玩笑問他，是否是因為想在蔓蔓面前充男子漢。他說，當然是如此，總之是先讓蔓蔓對自己多留點心吧，說完也哈哈大笑起來。他說，當時他一點也不知道是否會找到結果，但或許就是男子漢的自尊和吹牛，讓他決心一定要找到一個答案；接著他又想，他一定要娶這個他愛上的女孩，所以一定要找到出路！

一個人生命能否圓滿，的確是和一個人的勇氣成正比的，許多時候正是勇氣激發了智慧。未未在健康之路上又開始了新的探詢，為了研究貧血問題，他找到相關的書籍、專家，

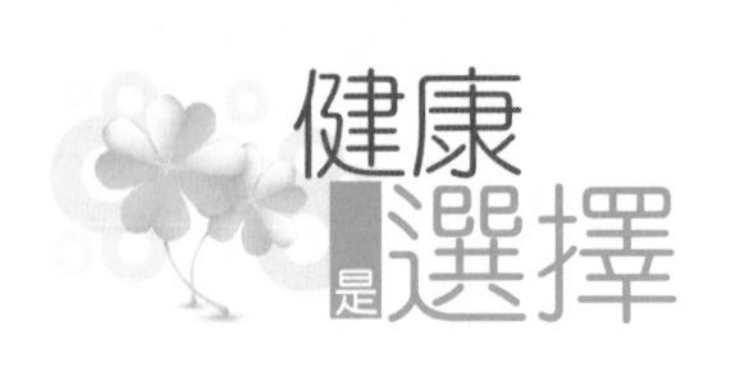

然後知道，世界上雖然有一百多種貧血，但缺鐵性貧血最常見，占貧血患者的百分之八十五之多。未未不去追究太複雜的遺傳缺陷問題，而是直接尋找缺鐵性貧血的生理邏輯原因，並希望從中找出對策。

很多時候，天大的問題在明白背後的道理後，解決起來卻是令人難以置信的容易；有的時候，一個遍尋不著答案的問題，或許就在擁有嘗試主流之外的勇氣後，就這麼迎刃而解——未未的B肝和蔓蔓的貧血，他們恢復健康的例子就是最好的實證。

蔓蔓一方面堅持常規的鐵劑注射，留心觀測血液中鐵的濃度；另一方面採用全面系統的營養療法，在飲食中特意加強含鐵物質的攝入，更重要的是加強了維生素、礦物質和植物化學成分的補充（特別是維生素C的攝入）。隨著身體本身對鐵的吸收功能逐步得到調整和矯正，蔓蔓的血色素對鐵劑的直接依賴得到改善；半年之後，她的血色素檢測資料就逐步穩定在十一至十二的水準，不再需要注射鐵劑。此外，均衡的飲食和微量元素的科學補充，不僅改善了她的貧血和婦科問題，更全面調養和修補她的身體，她感到前所未有的精神和舒服，對生活和工作，對未來的丈夫、家庭，對自己做母親的可能，她都充滿了無限的期待和信心。

一年後，未未和蔓蔓喜結良緣；兩年後，一個繁忙、充滿生氣和溫馨的四口之家誕生了。

讀者可以想想，如果不是未未鍥而不捨地追求健康和愛情的熱忱，不是他一邊問問題、一邊找解答的勇氣，他能有那麼圓滿的人生嗎？

人生本來就是一個不斷探尋、不斷解決問題的過程，對待健康如此，對待其他問題同樣也是如此。不要到了旅途終點才問路！一邊問、一邊走，你才會走得更順暢，你才能和「圓滿」離得更近。

永不結束的結語

鐘形定律也符合人們健康狀況的永恆法則

從統計規律來看，人類各種狀況的分佈都是趨近於鐘形定律（即正態分佈、常態分佈、或稱高斯分佈），也就是說，**任何事物都有兩個極端上的例外，但將近百分之八十五的大多數人都處於可進可退的狀態**，由很多主、客觀變數決定進退。

健康問題也不例外。的確，有一小部分人有長壽基因，他們的生活方式並不那麼健康（甚至非常不健康），但卻可以在很多疾病和意外傷害中很快地扭轉逆勢，他們是人類中很幸運的一端；因為即使你的家族有長壽基因，在你的身上卻不一定會是顯性遺傳，就算是顯性遺傳，基因的啟動與否也充滿變數。當然，也的確有另一小部分人，他們小心謹慎，對食衣住行都非常仔細，幾乎把自己包覆在一個「完美的真空」之中，但疾病卻一再敲門，讓他們不得安寧，生活在一個完全沒有生命力的狀態之中，他們是人類之中最不幸的另端。

但對於百分之八十五的絕大多數人來說，我們不應該是一直奢望著自己有長壽基因，而應該是要去理解一個常識狀態：**不能把健康當作自然而然、不能在健康上等待上天的恩賜**。健康是對自己生活方式的一種選擇，健康是對自己生命的一種責任，人人都可以通過自己的心理、態度、思維的改變而找到最適合於自己的科學保健方法。也就是說，可以通過自己的努力，在現代化中保持健康的身體和生活！對生命要充滿尊重！

就我自己而言，尊重生命的種子是外婆為我種下的。她是一八八八年出生的中國婦女，在丈夫的家庭私塾隔窗聽課，能識一些字，具有天生的穎慧和悟性。她對食物精益求精，從不馬虎，對食衣住行都有一番講究，對自己和周圍人的健康天生就非常珍視，和她在一起的日子已經過去了四十五年，但她做人做事的一點一滴彷彿依然在我的眼前。

二十世紀六〇年代，一本認真編寫的科普月刊《大眾醫學》是我中學到圖書館的主要目的，高中生物課上學的摩根的染色體學說及其後來這幾十年的進展，都讓我至今癡迷。

到海外學生物化學課程和後來在實驗室的工作，使我像在原始森林裡迷路了一樣，在那些複雜的人體化學反應中轉不出來，眼睛似乎被侷限在一棵一棵具體的樹木上，而忘了我所處那巨大森林的全貌和整體機制；就如不少研究基因的人，因為研究得太具體太深入卻得不到答案，反而對生命的整體和未來產生了巨大的疑惑。

開始學習現代營養學後，我似乎一下就看到了生命長長隧道出口的光亮，大腦有了頓悟！營養療法是一個基本的不能再基本的道理，供給身體這部機器全面、均衡、適度，多樣化的原料／營養，讓身體有材料去正常建造、正常修補，有資源和工具去管理這些建造修補的程序——**一句話，我們無法替代身體自身的機制，但卻可以幫助它工作得更好**。

二〇一一年十月五日，賈伯斯去逝後，我讀了這個世紀天才和IT業巨星的傳記，可能由於我的職業病使然，我對這個天才的早逝感到有兩點很是遺憾：一是他太偏食；二是他整整七年的治療過程真可以說是醫療界的悲劇。毋庸置疑，是美國第一流的醫療專家們在為他制訂治療方案，但沒有一個醫生能從最常規的感性知識、最基本的全面營養的思維來加強他的體質，調整他的身體功能。他們用了也許是最先進、但並不成熟的基因剪接技術，卻沒有相應的身體功能和機制作為配合，由於身體本身沒有足夠的「燃料」和物質來支撐這些技術的進展，所做的一切必然都是沒有根基進而無法得到結果的。我可以非常肯定地說，如果賈伯斯碰到並認可了營養療法的提倡者，並到目前最先進又具有科學內涵的營養療法醫院就診，歷史將會重寫；賈伯斯的生命能夠延長，就算不能延長很多，但至少他離開之前也不會那麼痛苦，那麼精疲力竭，連說話也堅持不了幾分鐘。透過營養療法，至少他的最後時光能相對的安詳、舒服，而且或能讓他將腦子中那些可貴的思想財富多留一點給世界。當然，歷史上這樣的陰差陽錯不計其數，因此才有那麼多的喜劇和悲劇，人生才那麼無奈和精彩！

賈伯斯無疑是生活在上流社會的人，他握有了絕對的社會資源，但為什麼還是會造成這樣的無奈？這揭示了人類社會的一個普遍問題：**人類上天下地，無所畏懼、無所不能，但卻對自己的身體特有的系統運作缺乏最基本的理解！因而才會任憑目前的醫療體系擺佈**——而醫療界並非不願對人體的健康做出貢獻，他們竭盡全力的發展新藥、新手術、新設備，全力以赴的和身體產生的疾病對抗，但很多時候，其實這是在和身體本身對抗，是捨本逐末。

所有的誤差都可以歸結為思維方向的偏差，原因是很多的，但許多時候也許追究其原因不是最重要的，特別是在筆者眼中！重要的是，我們要看清身體所面臨的挑戰，看清我們的身體是如何掙扎於現代化的環境中。

生命存在於一個活的、微妙的動態平衡，也就是說，它在一個範圍之內擺盪，朝一個方向或另一個方向移動，但不會超越任一方向的限度。任何生物體都需要用這種體內平衡來維持生命。即使體外發生很大的變化，體內的溫度、酸鹼度、血壓、血液中的各種物質的濃度等都不會大幅度地發生偏差。

而我們今天的現代化飲食和環境污染，正是在破壞人體這個最關鍵的動態平衡機制，而且往往是超越了身體自身具有的調節限度和修補能力。

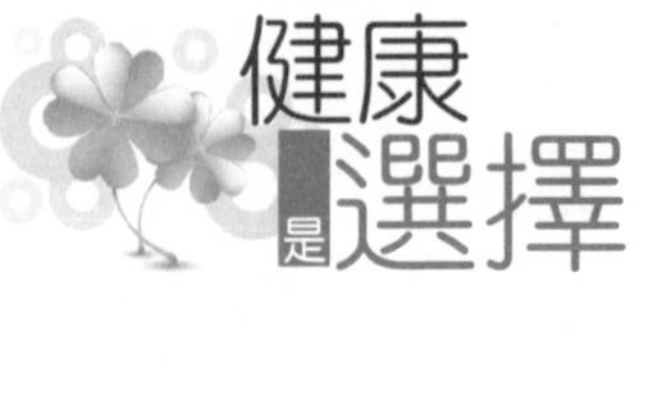

物質／絡合平衡：

人類發明了數以萬計的化學物品。據估計，單單化妝品、保養品和其他個人護理用品中，就使用了一萬零五百種不同的化學物質，而現在回過頭來看，這些都並非都是必要的。我們每天接觸到的化學物質（吃喝穿用，包括不恰當的藥物使用）嚴重地打亂我們體內的物質／絡合平衡，對新陳代謝、內分泌功能和免疫功能都是極大干擾。篇幅有限，這裡僅給大家舉一個例子：目前食品業用得最廣泛的塑膠包裝材料之一 PVC（聚氯乙烯）所含的鄰苯二甲酸酯（也包含在很多個人護理用品之中）是危害性極大的物質，目前研究顯示，這種物質造成的人體損害過程很長，如果男童出生前在母親的子宮內接觸了鄰苯二甲酸酯，則可能要在二、三十年後患上睾丸癌時才能覺察到危害。我們的飲食和最直接的生活用品給體內的物質／絡合平衡帶來的衝擊的確是失控的！

電離平衡：

現代人每天生活在越來越多、越來越近、越來越強的電磁波空間（電視、各類家用電器、網路，特別是手機無線網路）中，電磁波不斷打亂我們體內的電離平衡，特別是神經系統的電子信號傳遞，這也造成腦神經系統疾病的發病率在不斷上升，尤其是整天不停用手機的低頭族更容易受到影響。

酸鹼性平衡：

食物中，我們常攝入過度的，是蛋白質和脂肪；常不足的，常常是品質逐漸不良（由於全球土壤內微量元素的逐漸衰竭）的新鮮植物、蔬菜食品——這些偏頗，將會改變體內的酸鹼性平衡，讓體內大環境變成酸性（體液應是七．三五～七．四五，理想值為七．四），而直接的結果是骨骼系統出現各種類型的疾病和癌症；至於間接的影響太多，已不是這本書的篇幅所能概括，不過其中一部分的介紹已在《健康的真相》中做了闡述。

能量平衡：

由於機器的使用，人們對「省時、省力和方便」的生活，出現超越限度的追求，讓人類日常體力活動減少很多（僅在五十年前，人們每天平均消耗的熱量比我們現在要多出七百大

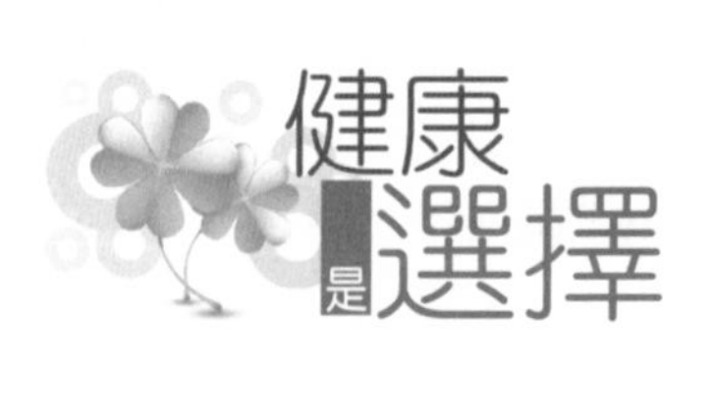

卡）；再加上目前的飲食和生活方式又很輕易就能讓人們攝入過度的能量；因此，人體的能量不平衡所造成的超重已成為現代社會的流行病，而身體超重的直接後果就是各種代謝症候群。

體內的四大平衡都在為了保持平衡而掙扎，它們彼此又緊密相關，並且與免疫系統和內分泌系統互為影響。對於普羅大眾來說，這些枯燥無味的化學就不在此多說了，用中醫傳統哲理來說，就是**人體的陰陽平衡受到極大的衝擊和挑戰！**

我們的祖先最早是狩獵為生，到一萬年前才開始進入農業和畜牧業。從猿類進化為人類後，我們人體的機制和功能系統（如上所述，體內化學反應系統遵循化學的基本規律，要保持物質／絡合平衡、電離平衡、酸鹼性平衡和能量平衡）以及細胞生存所需要的營養，幾乎一直沒有發生改變；但我們的生活方式，尤其是飲食模式，卻隨近幾百年的工業化進程發生了巨變，又隨二戰後六十年間的過度商業化而惡化，這一切對人體的衝擊大大出乎了我們的預料。

相較於人類社會的飛速發展，生命的演變和進化實在太慢了，一萬年來人體的進化幾乎是零。我們可以得出一個推論：我們是以石器時代的身體接受現代的食物，同時人體在環境

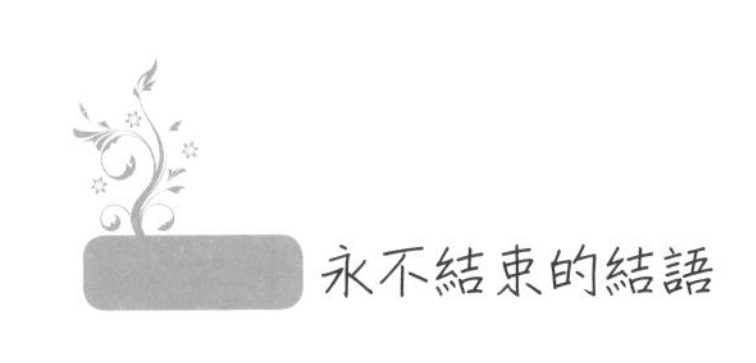

急劇惡化和人類自身過度「方便」的現代生活模式下提早衰退，因此才會出現許多在一百年前罕見的疾病，甚至這些已然成為流行全球的文明病。

■

在工業化以來的歲月裡，人類在科學技術上一直與天奮鬥，與地奮鬥，在生活上一直在追求更省時、更省力、更方便；而在對待身體上，人類從發明抗生素的巨大勝利中逐步走進一個死角，以為通過藥物就能控制住身體的一切。但現實上卻有越來越多的證明——這恐怕是走在一條不通的死路上！

與天奮鬥，與地奮鬥，與人（體）奮鬥，這樣的死路或許已然走不通，恐怕應變成：順應自然、協助人體、與二者一同合作！對人體，對人的生命，**營養療法就是順勢順時的對人體的功能做最好的維護和修補，因而能延緩衰老**。

我在健康領域內工作的經歷告訴我：**臨床醫學和營養醫學的結合是人類健康的出路**，這一點我在《健康的真相》一書中作了闡述，也得到廣大讀者和不少醫生的認同；我相信終有一天，醫藥界和營養學界將能攜手共進！

是的，如果以病人的健康作為出發點，營養療法是現代醫療必不可少的配合和最佳補充。真正的營養療法是自然和科技的結合，是現代和傳統的結合，是東方和西方的有機結合，是用定量的營養素對身體系統做整體保養和修補的，是基礎之上的重點優化和補充。健康最根本的就是保持身體的正常功能，不僅是把生病的幾率降到最低，而且能最大限度和最長時間的保持這種新陳代謝良性循環。

人類保持健康的根本措施應該是預防，也必須是預防。而這些不可能等待政府的覺醒。對於生命科學，很多東西也不能等到科學完全證實的那一天才去嘗試，而要用我們人類的直覺和邏輯，接受前瞻的眼光和思維，預防性地保護自己和家人，不然就將會是幾代人的巨大代價——例如，人們用了七十年，才將油漆中有害的鉛去除；用了五十年，才在確認吸煙和癌症的關系後將警語標誌在煙盒上；在古希臘時，石棉就已被證明有毒且記載了相關的疾病，但美國依然使用了六十年後才取締了石棉；而關於壞血病和維生素的關係，總共用了六十年的時間才被寫入政府的權威檔案中……我們周圍目前存在很多有害健康的危險，像手機對大腦神經系統的高輻射汙染，恐怕還要再等上二十年後，才會因引發大腦癌症而引起重視——目前我們能做的只能是個人預防，讓自己和家庭所遭遇的危險降到最低。

■ 在世間，有什麼能比對天地的敬畏和對生命的敬重更神聖的呢？在我們生活的時代，由於人性的弱點，加之受思維和眼光所限，許許多多的人不能意識到生命的可貴，對健康不切實際地心懷僥倖；而社會中也欠缺對營養學知識的普及教育。

和一個朋友談及健康時，他悲觀地講，從他們這一代人的處境和成長來看，一定不如父母親一代那樣健康長壽，沒有什麼希望；而和另一個朋友談起時，他則說他的外祖父是如何艱難的生活，同時又抽煙又喝酒，卻仍是到了快九十歲才去世，自己又何必那麼小心謹慎去「保養」。

人們都很容易陷在自己建構的知識圍牆中，而對健康的整體局面反而忽略了。是的，對自己命運的推測是很隱私的，沒有必要去打攪他人內心世界中最神秘的這一塊，不過有一點卻是絕對的：**沒有人能掌握自己走到另一個世界的時間，但每一個人都可以把握每一天活著的時光**。

鐘形定律也是健康的永恆法則，我們大部分人要做的，就是通過自己的努力和參與，有

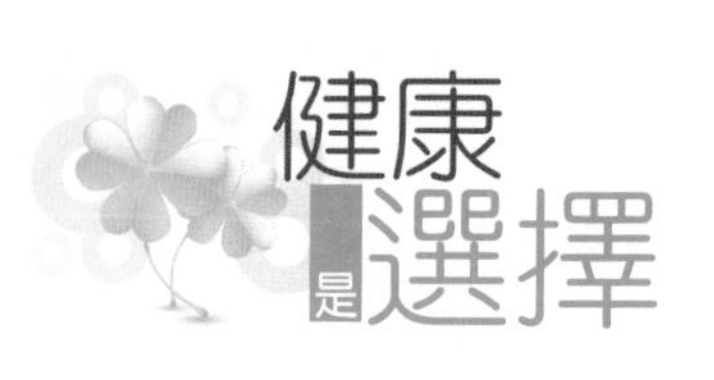

意識地注意身體功能的保養，珍惜健康！

當我非常高興地看到，有越來越多的中年人在身體開始衰退後有所警覺而開始行動時，我卻更加擔憂起這個世代的年輕人，他們的耳朵從來沒有休息，一直掛著耳機；他們的嘴巴經常在吃，大多時候都是些裝在色彩斑斕的塑膠袋裡的零食和速食；經常在喝，充斥於市面上的各種化學合成「飲料」。如果他們攝入的重點不是營養，而是各種「美味」的非營養物質，那麼從從長遠來看，這些都只是毒素！

從宏觀世界來看，現待人生活得風光，比起以往的人們可謂多采多姿；但從微觀世界來看，他們身體所受到的挑戰卻也不知比以前的人多出多少倍，他們在五光十色的漂亮搖籃中由毒素撫養長大。這個事實，往往隱藏在商家賞心悅目的動人廣告中，沒有人看得著；良藥是苦口，有時還無法加進糖，這個宣告或許聽來痛苦，但卻關係著人們的健康，關係到人類的未來！

對於在健康上面臨的問題，害怕是毫無意義的，我們需要的是「理解」，還是讓我們再看看居禮夫人的那句名言：「**世間沒有什麼真正可怕的事情，最重要的是去理解！**」先知先覺也許對大多數人而言是奢望，但「後知後覺」卻是力所能及的目標，至少絕對不能是「不知不覺」和無意識的「拒知拒覺」，如果是那樣，人體的動態平衡就難以維持，生命也就開始了無休止的掙扎。

人類經歷了無數的災難，瘟疫、災荒、戰亂……但人類對幸福的追求、對歡樂的嚮往，是源遠流長，不會熄滅的；也正是這種精神讓人類繁衍不息。

我從不奢望在這數年內，能夠因改善了我自己的健康和改善了接受我幫助的人的健康，便能改變整個世界；但我的確改善了自己和家人的健康，也改善了那些我幫助過的人的健康，而這些人又改變他們在世界上最重要的人——家人、愛人的健康。這是一件對每個人最有意義，最可能做到，也最容易行動的事情；不需要遲鈍的政府，也不需要克服其他什麼不可逾越的障礙，要的就是思維和眼光的轉向。

回到這本書的核心：**健康是人生最寶貴的財富，健康是基於態度、思維和眼光之上選擇的結果！**

健康是你的選擇！在鐘形曲線上自覺的選擇健康的部分，而不是坐等健康奇蹟的發生！

健康是生命充滿活力、充滿生機的狀態，健康是對生活充滿熱情、充滿信心和充滿期待的實踐，健康是一個心理和生理都輕鬆愉快享受的過程。用你的聰明智慧去獲得健康這個財

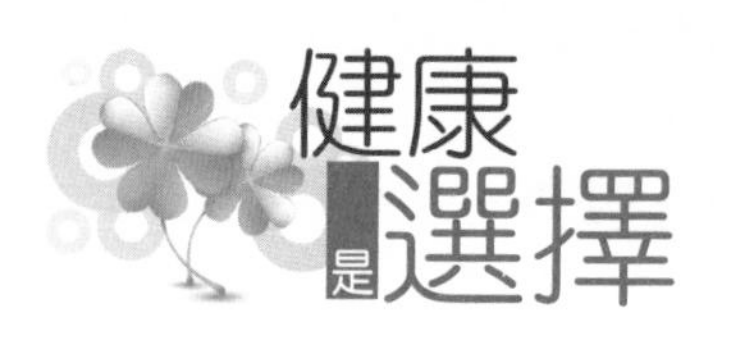

富，去享用你的健康生命！

希望讀到這本書的人都能選擇健康！也祝福這本書的讀者們能讓自己的生活達到的最好的狀態，在精神和物質上都愉快滿意地生活！

廖曉華

二〇一一年十二月十七日初筆於太平洋西岸

二〇一二年完稿

健康的真相2：廖曉華教你選擇健康

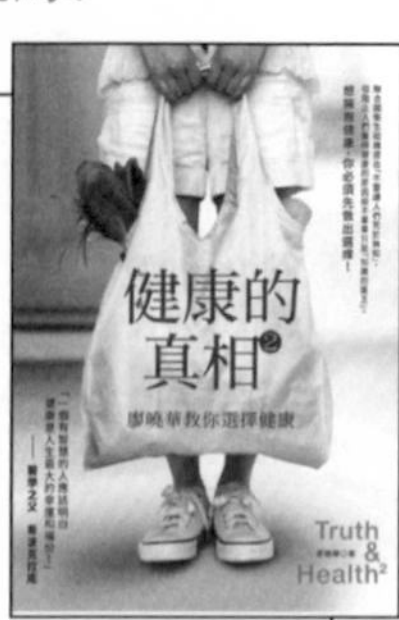

作　　者	廖曉華
發 行 人	林敬彬
主　　編	楊安瑜
責任編輯	陳亮均、黃谷光
助理編輯	黃亭維
內頁編排	于長煦（帛格有限公司）
封面設計	高鍾琪
出　　版	大都會文化事業有限公司
發　　行	大都會文化事業有限公司

11051台北市信義區基隆路一段432號4樓之9
讀者服務專線：(02)27235216
讀者服務傳真：(02)27235220
電子郵件信箱：metro@ms21.hinet.net
網　　址：www.metrobook.com.tw

郵政劃撥	14050529 大都會文化事業有限公司
出版日期	2015年01月初版一刷
定　　價	280元
ISBN	978-986-5719-37-1
書　　號	Health+68

First published in Taiwan in 2015 by Metropolitan Culture Enterprise Co., Ltd.
4F-9, Double Hero Bldg., 432, Keelung Rd., Sec. 1, Taipei 11051, Taiwan
Tel:+886-2-2723-5216 Fax:+886-2-2723-5220
Web-site:www.metrobook.com.tw
E-mail:metro@ms21.hinet.net

◎本書於2013年02月以《健康是選擇》出版。

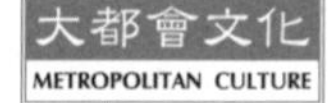

國家圖書館出版品預行編目（CIP）資料

健康的真相2：廖曉華教你選擇健康 / 廖曉華著.
-- 初版. -- 臺北市 : 大都會文化, 2015.01
256面 ; 23x17公分.

ISBN 978-986-5719-37-1（平裝）

1. 健康法 2. 生活指導

411.1　　　103025753

大都會文化　讀者服務卡

書名：健康的真相：廖曉華教你選擇健康

謝謝您選擇了這本書！期待您的支持與建議，讓我們能有更多聯繫與互動的機會。

A. 您在何時購得本書：______年______月______日

B. 您在何處購得本書：____________書店，位於____________(市、縣)

C. 您從哪裡得知本書的消息：

1.□書店　2.□報章雜誌　3.□電台活動　4.□網路資訊

5.□書籤宣傳品等　6.□親友介紹　7.□書評　8.□其他

D. 您購買本書的動機：（可複選）

1.□對主題或內容感興趣　2.□工作需要　3.□生活需要

4.□自我進修　5.□內容為流行熱門話題　6.□其他

E. 您最喜歡本書的：（可複選）

1.□內容題材　2.□字體大小　3.□翻譯文筆　4.□封面　5.□編排方式　6.□其他

F. 您認為本書的封面：1.□非常出色　2.□普通　3.□毫不起眼　4.□其他

G. 您認為本書的編排：1.□非常出色　2.□普通　3.□毫不起眼　4.□其他

H. 您通常以哪些方式購書：(可複選)

1.□逛書店　2.□書展　3.□劃撥郵購　4.□團體訂購　5.□網路購書　6.□其他

I. 您希望我們出版哪類書籍：（可複選）

1.□旅遊　2.□流行文化　3.□生活休閒　4.□美容保養　5.□散文小品

6.□科學新知　7.□藝術音樂　8.□致富理財　9.□工商企管　10.□科幻推理

11.□史地類　12.□勵志傳記　13.□電影小說　14.□語言學習（____語）

15.□幽默諧趣　16.□其他

J. 您對本書(系)的建議：

K. 您對本出版社的建議：

讀者小檔案

姓名：______________ 性別：□男 □女　生日：____年____月____日

年齡：□20歲以下 □21～30歲 □31～40歲 □41～50歲 □51歲以上

職業：1.□學生 2.□軍公教 3.□大眾傳播 4.□服務業 5.□金融業 6.□製造業

7.□資訊業 8.□自由業 9.□家管 10.□退休 11.□其他

學歷：□國小或以下 □國中 □高中/高職 □大學/大專 □研究所以上

通訊地址：______________________________

電話：（H）______________（O）______________ 傳真：______________

行動電話：______________ E-Mail：______________________

◎謝謝您購買本書，歡迎您上大都會文化網站（www.metrobook.com.tw）登錄會員，或至Facebook（www.facebook.com/metrobook2）為我們按個讚，您將不定期收到最新的圖書訊息與電子報。

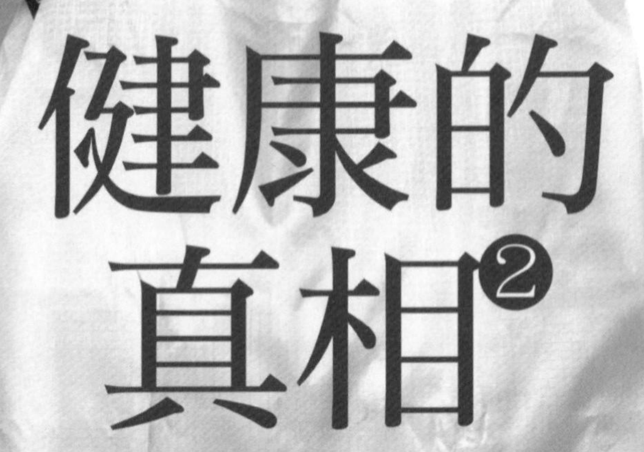

北區郵政管理局
登記證北台字第9125號
免　貼　郵　票

大都會文化事業有限公司

讀　者　服　務　部　　收

11051台北市基隆路一段432號4樓之9

寄回這張服務卡〔免貼郵票〕
您可以：
◎不定期收到最新出版訊息
◎參加各項回饋優惠活動

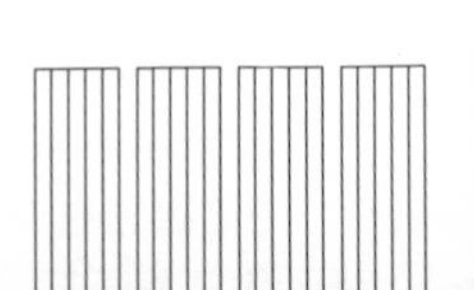

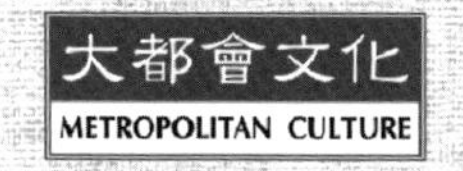
大都會文化
METROPOLITAN CULTURE

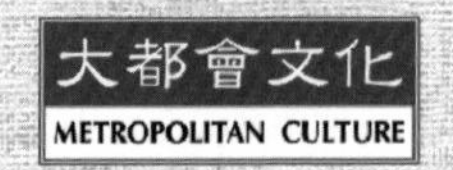
大都會文化
METROPOLITAN CULTURE

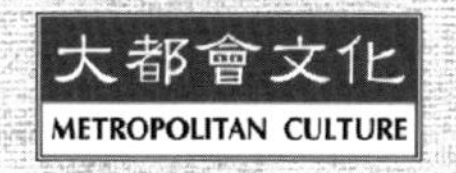
大都會文化
METROPOLITAN CULTURE

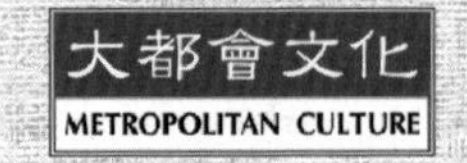
大都會文化
METROPOLITAN CULTURE